Una Nueva Mirada a la Ciencia Básica de la Quiropráctica

Claude Lessard, D.C.

Título original en inglés: A New Look at Chiropractic Basic Science.
Traducido por: María Elena Legarreta.
marilin.legarreta@gmail.com

© 2019 Claude Lessard, D.C.
www.lessardchiropractic.com
claudelessard@comcast.net

www.chiropracticoutsidethebox.com

Lessard Chiropractic Centre
210 Makefield Road, Morrisville, PA 19067
215-736-8816

Sherman College Of Chiropractic
P.O. Box 1452, Spartanburg, SC 29304
www.sherman.edu

Garden State Chiropractic Society,
P.O. Box 298, Franklin Park, NJ 08823
info@gardenstatechiropractic.org

Introducción

Los 33 Principios son la ciencia básica de la quiropráctica de los cuales derivan tanto nuestros objetivos como su aplicación práctica. Son los fundamentos de nuestra profesión y constituyen la base de nuestro arte, nuestra ciencia y nuestra filosofía. Interconectando los tres, el Dr. Claude Lessard ha escrito el texto definitivo sobre el tema. Los 33 Principios son la Declaración de la Independencia de la Quiropráctica que, en efecto, son los causantes de la separación de la quiropráctica de la práctica de la medicina y de cualquier otro enfoque externo al cuerpo. Hasta que los 33 principios no se comprendan y se apliquen, la profesión no asumirá el lugar correcto. Es un complemento excelente al cuerpo de literatura de la quiropráctica y debería estar en la biblioteca de todos los quiroprácticos.

Joseph B. Strauss, D.C., F.C.S.C.

*No podemos cosechar lo que no sembramos
y no podemos sembrar donde tememos arar*

Claude Lessard, D.C., octubre de 2016

Dedico este libro a Reggie Gold, quien fue mi amigo y mentor, la persona que permanentemente me sugirió "hacer lo correcto y limpiar mi mente de todo compromiso."

Reconocimientos

En julio de 1977, llegando con mi familia a Yardley, PA, para establecer mi práctica, conocí en primer término a Joseph Strauss, DC, en su oficina de Levittown. Desde aquel día, Joseph ha sido para mí una inspiración en la integridad por la quiropráctica. El hecho de que haya escrito muchos libros y publicado otros tantos artículos para promover la filosofía quiropráctica, atestigua su grandeza. Estoy muy, muy agradecido por su constante desafío a esclarecer los conflictos que existen en esta profesión.

Este libro creció a partir de la habilidad de Joseph para hacerme preguntas difíciles. De un modo u otro, muchos de los conceptos que he explorado a lo largo de los años, se enfocan en esclarecer la autoridad de la quiropráctica y su objetivo, en ayudar a la gente (incluyendo quiroprácticos) a descubrir el firme fundamento de los 33 Principios de la ciencia básica de la quiropráctica. Comprender QUIENES podemos elegir ser en un momento dado, es un proceso evolutivo gradual y hay muchos modos para facilitar y acelerar ese proceso. Joseph organizó mi mente como un mapa para guiarme en el complejo sendero de regreso a lo esencial. Como quiropráctico objetivo, adhiero totalmente a la premisa mayor de la quiropráctica y sus subsiguientes 32 principios, como la autoridad de la quiropráctica que nos da una sólida plataforma fundacional.

Muchos maestros, desde el pasado al presente, han dado forma a mi comprensión de la filosofía quiropráctica, su ciencia y su arte: D.D. Palmer, D.C.; B.J. Palmer, D.C.; R.W. Stephenson, D.C., Reggie Gold, D.C., Thom Gelardi, D.C., Joe Flesia, D.C., Guy Riekeman, D.C., Joe Strauss, D.C., Joe Donofrio, D.C., Jim Healey, D.C. y todos los maestros de filosofía quiropráctica.

Mi agradecimiento a Judy Campanale, D.C. por editar este libro y por ayudarme a esclarecer tanto mis pensamientos como el proceso deductivo involucrado en los conceptos de esta obra.

Gracias a Tom Ruiz quien me guio en el procesamiento analógico de datos, tan necesario para esta obra.

Al Dr. Bill Decken, mi reconocimiento por su inspiración para decidirme a traducir esta obra al español y al Dr. David Serio por su apoyo.

Gracias a María Elena Legarreta por la traducción al español, a Holley Barnes por darle forma al proyecto y a Amanda Janiec por la revisión y coordinación de este emprendimiento.

Al Dr. Arno Burnier también quiero agradecerle por haber confiado en mí desde el principio.

Finalmente, gracias a mi esposa Sara y a mis hijos Tara, Jeremy y Sabrina, quienes son un constante recordatorio de que la quiropráctica es verdaderamente asombrosa.

No cesaremos de explorar,
Y al final de nuestra exploración
Llegaremos a donde partimos
Y conoceremos el lugar por primera vez.

T.S. Eliot

Prefacio

La quiropráctica es una filosofía, una ciencia y un arte. En los debates actuales sobre política dentro de la profesión y en las universidades de quiropráctica, estos tres elementos se dan por sentado. En la medida en que nueva información se hace disponible a los quiroprácticos, está claro que la parte de arte de la quiropráctica ha evolucionado a lo largo de las décadas pasadas tanto en términos de análisis como de procedimientos de ajuste. Es claro también que la comprensión de la filosofía ha evolucionado de lo terapéutico (dar bienestar al enfermo) hacia lo no-terapéutico (localización, análisis y corrección de la subluxación vertebral independientemente del resultado) aun cuando sólo un pequeño segmento dentro de la profesión adhiera a este concepto. El tercer componente de la quiropráctica, la ciencia, no está tan bien definido. Este libro define y trata este importante tercer aspecto de la quiropráctica y su impacto sobre la profesión en su conjunto.

Introducción

El término ciencia quiropráctica tiene connotaciones positivas, importante en el desarrollo del alcance de la práctica de un estado a otro. En las universidades de quiropráctica acreditadas, el término generalmente corresponde a anatomía, fisiología, química y física pero también incluye "mediciones matemáticas del cambio" y, hasta cierto punto, investigación. En el discurso quiropráctico estas distinciones son habitualmente ignoradas. La negligencia de la profesión sobre estas diferencias deriva de una tendencia en los estudios quiroprácticos. Dentro de los actuales estudios quiroprácticos en lo histórico, filosófico, sociológico y económico hay una fuerte tendencia a minimizar la diferencia entre ciencia básica y aplicada, o entre ciencia y tecnología, o a rechazarla explícitamente como relevante para la política o gobernanza de la quiropráctica. Acorde al Centro del Departamento de Ciencia y Tecnología de la Universidad de Seton Hall "La ciencia básica está interesada en el proceso de descubrimiento. Los científicos que la ejercen buscan el descubrimiento de nuevos conocimientos e información sin la preocupación de cómo poder utilizar los principios creados. La ciencia aplicada toma información ya existente y la utiliza para la solución de un problema existente. Todas las disciplinas científicas (física, química, biología, psicología, etc.) tienen aspectos básicos y aplicados. La ciencia básica es básica en el sentido que, sin el descubrimiento de PRINCIPIOS (el énfasis es mío) no hay nada que aplicar. La ciencia aplicada descansa sobre la ciencia básica y no podría existir sin ella".

Este libro demostrará que los 33 PRINCIPIOS de la quiropráctica fueron descubiertos por quiroprácticos y son, de hecho, la sólida plataforma fundacional de la ciencia básica de la quiropráctica. También argumenta que estos principios son absolutos y que, si los quiroprácticos fuesen a estudiar cada uno en profundidad, llegarían a la conclusión de que en ellos reside la autoridad en la cual se basa la quiropráctica y que puede confiarse en ellos como una firme guía a la práctica de la quiropráctica. Esto aumentaría las chances de desarrollar una profesión quiropráctica para servir a la sociedad como un todo, no sólo a los intereses particulares de ciertos grupos, y quizás podría ser la base para la unión entre los mismos quiroprácticos.

It is recommended that you, the reader, watch the companion video to this book prior to reading. The video is an introduction to the book's material by the author, Dr. Claude Lessard.

A New Look at Chiropractic's Basic Science Introduction Video

https://youtu.be/kzhzmqEMJlk

Marco Teórico

La ciencia se divide en dos categorías: Ciencia Básica y Ciencia Aplicada.

La ciencia básica está interesada en el proceso del descubrimiento. Los científicos que la ejercen buscan descubrir NUEVO conocimiento e información sin el interés primario en cómo podría utilizarse el conocimiento que crean, por ejemplo, en matemáticas, uno más uno es dos... SIEMPRE. Es absoluto, duplicable y constante.

La ciencia aplicada toma información que ya existe y la utiliza para la solución de un problema existente. Por ejemplo, la química aplicará la ciencia básica de las matemáticas para describir una molécula de agua como compuesta por dos átomos de hidrógeno y uno de oxígeno (H_2O).

Todas las disciplinas científicas: quiropráctica, física, química, biología, psicología, etc. tienen aspectos básicos y aplicados. Nuevamente, la ciencia básica lo es fundamentalmente en el sentido que, sin el descubrimiento de PRINCIPIOS, no hay nada que aplicar. La ciencia aplicada descansa sobre la ciencia básica y no podría existir sin ella. Por ejemplo, la aviación utiliza dos leyes básicas, la ley de gravedad y la ley de la aerodinámica (sustentación y empuje) y las aplica a su objetivo que es el vuelo. Del mismo modo, la quiropráctica usa dos leyes básicas, la ley de la organización (inteligencia universal) y la ley de la organización ACTIVA (inteligencia innata) y las aplica a su objetivo que es localizar, analizar y facilitar la corrección de las subluxaciones vertebrales para permitir la expresión plena de las fuerzas innatas de la inteligencia innata del cuerpo. Punto.

El Profesor Alexander Spirkin, vicepresidente de la Sociedad Filosófica de la URSS (USSR Philosophical Society) menciona en uno de sus libros, The Fundamentals of Philosophy (1990), que:

"Ciencia y filosofía han aprendido siempre una de otra. La filosofía incansablemente extrae de los descubrimientos

científicos nueva fuerza, material para generalizaciones amplias, desde las cuales imparte a las ciencias la visión y metodología de los IMPULSOS del mundo y de sus PRINCIPIOS universales."

Más aún, de acuerdo con el diccionario Webster's, la definición de principio es:" Verdad básica, una idea formada sobre la base de algo". Hay por consiguiente en la quiropráctica, un necesario enlace entre ciencia básica y filosofía, donde las verdades fundamentales de sus principios imparten una visión del mundo (ADIO) y un objetivo específico.

Cuando los primeros quiroprácticos, específicamente D.D. Palmer, B.J. Palmer y R.W. Stephenson, observaron la organización universal, vieron un PRINCIPIO universal, y a través del razonamiento inductivo formularon una premisa mayor universal: "La inteligencia universal está presente en toda materia, a la que continuamente le confiere sus propiedades y acciones, y por consiguiente la mantiene en existencia".

Nótese que la premisa mayor es un PRINCIPIO UNIVERSAL y pertenece a todo lo universal, no solo a la quiropráctica. Cualquier campo del quehacer puede apropiarse de este principio universal y valerse de él. Para la ciencia básica de la quiropráctica, la premisa mayor ES el punto de partida de la quiropráctica. Es el "1+1=2" de la quiropráctica. Por consiguiente, ¡la premisa mayor es ABSOLUTA, DUPLICABLE y CONSTANTE!

En la ciencia hay dos modos de arribar a una conclusión: razonamiento deductivo y razonamiento inductivo. El razonamiento deductivo se utiliza cuando un investigador trabaja desde la información más general a la más específica. A veces se lo llama una aproximación "de arriba hacia abajo" porque el investigador arranca en el tope con un espectro de información muy amplio y hace su camino hacia abajo a una conclusión específica. Un ejemplo de razonamiento deductivo se puede ver en el conjunto de afirmaciones: TODOS LOS DIAS salgo en auto para el trabajo a las siete en punto. TODOS LOS DIAS el viaje toma treinta minutos y llego a tiempo al trabajo. Por consiguiente, concluyo que, si hoy salgo a las siete, llegaré a tiempo. Esta afirmación deductiva es perfectamente lógica y descansa sobre la corrección de la premisa inicial. La palabra clave es TODOS LOS DIAS. Quizás, si hoy hay un accidente camino al trabajo y el tráfico se demora, puedo terminar llegando tarde. Esto es porque una hipótesis nunca puede probarse por completo, dado que siempre existe la posibilidad de que la premisa inicial sea incorrecta.

El razonamiento inductivo trabaja a la inversa, yendo de observaciones específicas a generalizaciones amplias y a teorías. A veces se lo llama la aproximación "de abajo hacia arriba". El investigador comienza con observaciones específicas y mediciones, comienza detectando patrones y regularidades, formula algunas hipótesis tentativas a explorar, y finalmente concluye desarrollando algunas conclusiones generales o teorías. Un ejemplo de razonamiento inductivo puede verse en este conjunto de afirmaciones:

Hoy salí para el trabajo a las siete en punto y llegué a tiempo. Por consiguiente, cada día que salga de casa a las siete en punto, llegaré a tiempo al trabajo.

A pesar de que el razonamiento inductivo es comúnmente utilizado en la ciencia, no siempre es lógicamente válido porque no es siempre exacto asumir que una observación específica es correcta. En el ejemplo anterior, quizás "hoy" es un sábado con menos tráfico. Por lo tanto, si dejamos nuestra casa a las siete en punto un lunes, nos tomará más tiempo y podríamos llegar tarde al trabajo. Es ilógico asumir una premisa como total sólo porque una observación parece sugerirlo.

La ciencia básica de la quiropráctica utiliza mayormente el razonamiento deductivo y algo de razonamiento inductivo para establecer sus 33 Principios.

Dado que un principio forma la base de algo, los 33 Principios de la ciencia básica de la quiropráctica forman la plataforma fundacional desde la cual se deriva el objetivo quiropráctico. Esos 33 Principios deben ser entendidos a la luz de ese objetivo.

A través de la observación, racionalización y razonamiento, se formula y establece una afirmación "a priori". Basados en ese supuesto, utilizando lógica racional, deducimos los principios de los que se alza una ciencia básica que a su vez revela el objetivo quiropráctico. Si lo que asumimos a partir de nuestra observación es verdad, entonces formulamos nuestra afirmación. Si nuestra afirmación "a priori" es verdad y nuestro razonamiento es correcto, podemos estar seguros de que nuestras conclusiones son correctas.

Los 33 Principios

A medida que observamos la organización del universo y de su contenido de electrones, protones y neutrones, nos damos cuenta de que la configuración y velocidad de cada partícula organizada en átomos es el efecto de una causa. Esta causa deriva del hecho de que cada efecto debe tener una causa y que el efecto depende de la causa para su existencia y más aún, que la naturaleza no puede producirse a sí misma. Básicamente, nada puede provenir de la nada

Entonces, a medida que observamos la existencia del universo, también observamos la ley de la organización que mantiene la existencia del universo y su contenido físico. La organización indica inteligencia, sin la cual no puede haber organización. La extremadamente compleja organización de las configuraciones y velocidades de los electrones, protones y neutrones del universo es un efecto que connota una causa universal a la que denominamos inteligencia universal.

Por lo tanto, este principio universal al que denominamos premisa mayor afirma:

"La inteligencia universal está presente en toda la materia, a la que continuamente le confiere todas sus propiedades y acciones, y por consiguiente la mantiene en existencia"

Este es el punto de partida de la quiropráctica, del cual se han APROPIADO los quiroprácticos como el significado quiropráctico de vida (existencia) y ES el punto de partida de la quiropráctica. Es el "1+1=2" de la quiropráctica. Por lo tanto, la premisa mayor es ¡ABSOLUTA, DUPLICABLE Y CONSTANTE! Desde este lugar, utilizaremos el razonamiento, específicamente el razonamiento deductivo, para profundizar sobre los resultados, significados y manifestaciones de esta verdad básica

Por lo tanto, el "descubrimiento" de un principio universal al que llamamos premisa mayor implica un conocimiento y una información

NUEVOS, que son el interés de nuestra ciencia básica. Nuevamente, este principio universal al que denominamos premisa mayor es absoluto, duplicable y constante y los quiroprácticos nos hemos APROPIADO de él como la plataforma fundacional de la ciencia básica de la quiropráctica. A partir de la información de esta plataforma, podemos extrapolar el principio número dos:

"La expresión de esta inteligencia a través de la materia es el significado quiropráctico de vida" (que es la verdadera vida universal también denominada existencia).

Una vez declarado el significado quiropráctico de vida (como ya dijimos, entendemos el significado de "vida" como la vida universal, que es la existencia y comprende a toda la materia), a través del razonamiento deductivo, podemos llegar a la conclusión de que:

"La vida (existencia) es necesariamente la unión de inteligencia y materia."

Este es el principio número tres que desarrollaremos para ilustrar el proceso del razonamiento deductivo y sentar las bases para demostrar que los treinta y tres principios SON nuestra ciencia básica.

Habiendo aceptado que la inteligencia universal confiere a la materia todas sus propiedades y acciones, entonces sabemos que hay inteligencia y materia… por lo tanto, debe haber algo que las una a ambas. Podemos concluir que la existencia (vida universal) es una triada que, necesariamente, tiene tres factores unidos, a saber:

1.   INTELIGENCIA (que da las propiedades y las acciones)

2.   FUERZA (el factor que une inteligencia y materia)

3.   MATERIA (la que es mantenida en existencia)

Deducimos el principio número cuatro, que afirma:

"La vida (existencia) es una tríada que, como tal, tiene necesariamente, tres factores unidos, denominados inteligencia, fuerza y materia."

Debemos tener en cuenta que la tríada consiste en dos componentes metafísicos (inteligencia y fuerza) y uno físico (materia). La inteligencia universal mantiene en existencia a la materia y, si esta viaja a la velocidad de la luz al cuadrado, se transforma en energía ($E=mc^2$). Por lo tanto, es razonable concluir que la materia y la energía poseen los mismos elementos del universo. Entonces, de acuerdo con la ley de la conservación de la masa y la energía, energía y materia nunca se crean ni se destruyen y esto nos lleva a deducir el principio número cinco que dice:

"Para que haya ciento por ciento de vida (existencia) debe haber ciento por ciento de inteligencia, ciento por ciento de fuerza y ciento por ciento de energía /materia."

Realmente, ¡El universo SIEMPRE es así! La inteligencia, la fuerza y la e/materia están siempre al ciento por ciento dentro del universo, dado que la e/materia nunca se crea ni se destruye. En otras palabras, el universo siempre está completo. La tríada de la vida (existencia) es perfecta.

Ya que hemos introducido el PROCESO de cuantificación (completo versus incompleto) del principio número cinco, que es el "ciento por ciento" y hemos dicho que la inteligencia universal CONTINUAMENTE entrega propiedades y acciones a la e/materia, deducimos que:

"No hay proceso que no requiera tiempo"

Este es el principio número seis, denominado el "principio del tiempo". La existencia del tiempo está contenida dentro de la premisa mayor cuando afirma que "la inteligencia universal ESTÁ en toda la materia a la que CONTÍNUAMENTE LE CONFIERE sus propiedades y acciones". Este principio seis se presenta después del PROCESO de cuantificación y antes de mencionar las funciones de la inteligencia, fuerza y e/materia. (Nos recuerda que el tiempo es necesario para que las funciones puedan ocurrir).

Por supuesto, si el principio número cinco está SIEMPRE al ciento por ciento, entonces, deducimos que la cantidad de inteligencia para cualquier cantidad de e/materia es del ciento por ciento y es siempre proporcional a sus requerimientos, tal como afirma el principio número siete:

"La inteligencia contenida en una determinada cantidad de e/ materia es del ciento por ciento y siempre es proporcional a sus requerimientos."

La e/materia necesita propiedades y acciones específicas para mantenerse en existencia (principio número uno) y a su vez necesita inteligencia perfecta (principio cinco) para conferir esas propiedades y acciones en forma constante. Ejemplo; Hay ciento por ciento de inteligencia brindando todas las propiedades y acciones (enlaces fuertes) a la e/materia de una barra de acero. También hay ciento por ciento de inteligencia entregando todas las propiedades y acciones (enlaces débiles) a la e/materia de un roble. Los requerimientos del acero y del roble son diferentes. La inteligencia SIEMPRE está al ciento por ciento en ambos.

El otorgamiento de propiedades y acciones a la e/materia, cuya existencia debe mantener la inteligencia, es función de la configuración específica de los electrones, protones y neutrones y de su velocidad. Ello debe realizarse a través de información específica (fuerza) creada por la inteligencia para instruir a la e/materia. Por lo tanto, a través del razonamiento deductivo llegamos a la conclusión de que la función de la inteligencia es crear fuerza (información instructiva), lo que se deduce en el principio número ocho, que establece lo siguiente:

"La función de la inteligencia es crear fuerza"

Dado que la inteligencia es metafísica, su función también lo es. Por ello, mediante razonamiento deductivo y lógica racional, llegamos a la conclusión de que la fuerza, que fue creada por la inteligencia metafísica, es metafísica. La fuerza, al ser metafísica, NO puede ser energía, dado que la energía y la materia están compuestas por los mismos elementos del universo y como tales son intercambiables ($E=mc^2$) y pueden medirse. Por otro lado, en la quiropráctica, la fuerza es INFORMACIÓN, que es estrictamente metafísica. Es información INSTRUCTIVA creada por la inteligencia y SIEMPRE está al ciento por ciento como se indica en el principio número nueve:

"La cantidad de fuerza creada por la inteligencia es siempre del ciento por ciento" (lo que implica que es perfecta y está COMPLETA)

Literalmente, esto quiere decir que la inteligencia metafísica tiene la función de crear fuerza metafísica (información instructiva). Nuevamente, vemos que, dentro de la tríada, la fuerza es metafísica y NO es energía. La energía es una forma de materia física ($E=mc^2$).

La existencia proviene de la inteligencia, la fuerza y la e/materia y ello solo puede ocurrir cuando el segundo componente de la tríada UNE a la inteligencia con la e/materia. Es a través de la información instructiva (fuerza) de la configuración de los electrones, protones, neutrones y su velocidad de e/materia que ésta recibe sus propiedades y acciones, manteniéndose en existencia (principio primero). Es la información instructiva (llamada fuerza) la que UNE a la inteligencia con la e/materia, lo que se deduce como principio número diez, que establece lo siguiente:

"La función de la fuerza es unir inteligencia y materia."

Aquí es precisamente cuando el ámbito metafísico interactúa con el físico. Por ello, lógicamente llegamos a la conclusión de que la actividad de los electrones, protones y neutrones es tanto metafísica como física, lo que será explicado más adelante en el principio número trece.

Cuando la inteligencia crea la información instructiva (fuerza), que une a la inteligencia con la e/materia, las leyes físicas se manifiestan a través de la e/materia. Estas leyes físicas son constantes y absolutas; son una manifestación de las fuerzas universales que son inquebrantables e inadaptables. Tales fuerzas universales continuamente están configurando los electrones, protones y neutrones de la e/materia (propiedades) y sus velocidades (acciones) UNIENDO la inteligencia con la e/materia para mantener la e/materia en existencia, independientemente de su estructura específica, lo que es la naturaleza de las fuerzas universales, tal como se manifiesta en el principio número once:

"Las fuerzas de la inteligencia universal se manifiestan a través de leyes físicas; son inquebrantables, no se adaptan a las estructuras en las que trabajan y son independientes de ellas"

En otras palabras, las fuerzas universales no pueden crear ni destruir la e/materia, tal como lo afirma Newton en su ley de la conservación de la masa y la energía. Es la estructura de la e/materia la que puede transformarse en estados ESPECÍFICOS, DIFERENTES, que son el resultado de las limitaciones de la e/materia. Las configuraciones

ESPECÍFICAS, DIFERENTES, de los electrones, protones y neutrones (propiedades) de la e/materia y sus velocidades (acciones) originarán estructuras ESPECÍFICAS, DIFERENTES de la e/materia y todas ellas tendrán limitaciones ESPECÍFICAS, DIFERENTES.

Los principios antes mencionados confirman que la e/materia depende de la información instructiva universal (fuerza) creada por la inteligencia universal para que la e/materia se mantenga en existencia (principio número uno). La existencia universal de la e/materia tiene ilimitadas posibilidades dentro de infinitas probabilidades de DIFERENTES configuraciones de electrones, protones y neutrones (propiedades) de la e/materia y sus velocidades (acciones). Cada acción específica de la e/materia está sujeta al tiempo (principio seis) ya que requiere MOVIMIENTO desde el punto A hasta el punto B. Por lo tanto, llegamos a la conclusión de que:

"Puede haber interferencias en la TRANSMISIÓN de las fuerzas universales"

Este es el principio número doce. Por ejemplo: la sombra de las hojas de un árbol interfiere en la TRANSMISIÓN de la fuerza universal de los rayos del sol y evitan que ciertas plantas, que necesitan del sol, puedan crecer a la sombra. Las casas interfieren con los elementos de una tormenta y nos mantienen a salvo. Es muy interesante observar que la interferencia no es buena ni mala, simplemente es.

Finalmente, llegamos al punto fundamental de la MATERIA, que es la función de la e/materia. La e/materia se mantiene en existencia (principio uno) a través de la información instructiva que une a la inteligencia con la e/materia (principio diez). Por lo tanto, a través del razonamiento deductivo, concluimos que la función de la e/materia, que es física, es expresar la información instructiva de la inteligencia (fuerza) que es metafísica, lo cual es expresado en el principio número trece que dice:

"La función de la materia es expresar fuerza," que es información instructiva.

Esta es la interacción del ámbito metafísico con el físico. Aquí es exactamente donde lo material y lo inmaterial se encuentran, manteniendo en existencia TODO el contenido del universo. Esto es fundamentalmente consistente con el objetivo de la quiropráctica que será demostrado más adelante.

La expresión de la información instructiva de la inteligencia se manifiesta en la e/materia a través del movimiento, como consecuencia de las propiedades y ACCIONES específicas de la e/materia que derivan de la información instructiva específica (fuerzas) de la inteligencia, tal como se refleja en el principio número catorce que dice:

"La fuerza se manifiesta en la materia mediante el movimiento; toda la materia tiene movimiento, por lo tanto, hay vida universal en toda la materia"

(Esto es bastante obvio, ya que la vida universal es la verdadera existencia). Es importante notar que el principio del tiempo se revela como MOVIMIENTO en la e/materia (principios uno y seis), a través de las acciones de la e/materia (velocidad de los electrones, protones y neutrones), que son parte de la premisa mayor.

Por supuesto, si la inteligencia universal no entregara permanentemente sus propiedades y acciones a la e/materia, no habría MOVIMIENTO, dado que la configuración de los electrones, protones y neutrones de la e/materia y su velocidad estarían ausentes. Entonces, la e/materia no puede tener movimiento sin la información instructiva (denominada fuerza) creada por la inteligencia, y dejaría de existir, tal como se deduce del principio número quince que afirma:

"La materia no puede tener movimiento si la inteligencia no aplica la fuerza"

Dado que el primer principio establece que la inteligencia universal mantiene TODA la e/materia en existencia incluyendo la e/materia viva y la que carece de vida, a través de la lógica racional deducimos que la información instructiva (fuerza) creada por la inteligencia universal configura los electrones, protones y neutrones y su velocidad, tanto de la e/materia orgánica (viva) como de la inorgánica (que carece de vida), que es el principio número dieciséis que afirma:

"La inteligencia universal otorga fuerza tanto a la materia orgánica como a la inorgánica"

En otras palabras, la inteligencia universal ESTÁ en TODA la e/materia (con vida o sin ella), conforme a lo establecido en el primer principio. Debemos tener en cuenta que la e/materia con vida o sin ella son aspectos observados de diferentes estados de organización, los que se presentan en el principio dieciséis, a través del razonamiento deductivo.

Los primeros dieciséis principios se refieren a una inteligencia universal que CONTINUAMENTE brinda a TODA la e/materia TODAS sus propiedades y acciones para mantener a TODA la e/materia en existencia, que es la premisa mayor (principio primero). Entonces, la inteligencia universal es la CAUSA de que toda la e/materia se MANTENGA en existencia. En otras palabras, la inteligencia universal es la CAUSA del MANTENIMIENTO en existencia de la e/materia, que es el EFECTO. A partir de esta causa y efecto, se origina el principio número diecisiete que afirma:

"Cada efecto tiene una causa y cada causa tiene efectos"

En el principio dieciséis vemos que la inteligencia universal brinda información instructiva (fuerza) tanto a la e/materia viva como a la que carece de vida, para mantener TODA la e/materia en existencia. La distinción entre e/materia viva y e/materia sin vida se evidencia a través de características específicas que provienen de una organización activa, denominadas características de la vida, que constan en el principio número dieciocho que afirma:

"Las características de la vida son la evidencia de la inteligencia de la vida"

Es a través del razonamiento inductivo que estas características de la vida se observan e identifican como asimilación excreción, adaptación, crecimiento y reproducción. Por lo menos una de estas características debe estar presente para que un ser tenga vida.

Es razonable deducir el principio diecinueve de los principios anteriores, ya que TODA la e/materia se mantiene en existencia a través de información instructiva específica (fuerza) que configura los electrones, protones y neutrones específicos de la e/materia y su velocidad de una manera organizada, para interrelacionarse con TODA la e/materia universal. Entonces, a través de la lógica racional, deducimos el principio número diecinueve que afirma:

"La materia del cuerpo de un "ser vivo" es e/materia organizada"

El nivel de complejidad de organización estructural y el movimiento de la e/materia organizada de un ser vivo son diferentes a los de un ser inanimado. La evidencia de las características de la vida es la que muestra la inteligencia de la vida, que se observa en el principio dieciocho. Tales características de vida requieren un nivel específico de información instructiva BRINDADA por una inteligencia específica capaz de ADAPTAR la información instructiva universal (fuerza) a la e/materia para que ésta pueda vivir. Esta inteligencia específica se denomina inteligencia innata. Por lo tanto, el principio número veinte afirma que:

"Los "seres vivos" tienen dentro de su cuerpo una inteligencia denominada inteligencia innata"

La inteligencia innata CAUSA un nivel de organización estructural de la e/materia viva diferente al de la e/materia inerte y, de acuerdo con el principio decimoctavo, ello es la evidencia de las características de la vida de un ser vivo. Este nivel de organización estructural es una acción de la inteligencia innata y mantiene con vida a la e/materia del ser vivo. A partir de esto, deducimos el principio número veintiuno que dice:

"La misión de la inteligencia innata es mantener la materia del cuerpo de un "ser vivo" en activa organización" que implica mantener CON VIDA el cuerpo de un ser vivo.

La inteligencia es metafísica, SIEMPRE es ciento por ciento perfecta y completa en TODA la e/materia para mantener su existencia, incluyendo "los seres vivos", de acuerdo con su nivel específico de complejidad de organización estructural (principio séptimo). Este es el principio número veintidós que afirma:

"Hay ciento por ciento de inteligencia innata en cada 'ser vivo', la cantidad necesaria para su organización."

Esto implica que TODAS las necesidades de la e/materia viva SIEMPRE se cubren perfectamente, dentro de los límites de adaptación de la e/materia. En otras palabras, hay una conciencia innata para cada necesidad innata.

La organización ACTIVA denota un nivel diferente de organización, que evidencia las características de la vida en oposición a las que no lo son (el cuerpo en comparación con una piedra). La ley de la organización, la inteligencia universal, proporciona TODAS las propiedades y acciones a TODA la e/materia y la mantiene en existencia (principio primero). La ley de la organización ACTIVA mantiene viva a la e/materia de un "ser vivo" (principio veintiuno), demostrando al menos una característica de la vida (principio dieciocho). Para que la e/materia pueda evidenciar al menos una característica de vida, debe haber coordinación de las actividades de los componentes de la e/materia viva. Por lo tanto, el principio número veintitrés establece:

"La función de la inteligencia innata es adaptar las fuerzas universales y la e/materia para que las utilice el cuerpo, de manera tal que todas sus partes tengan una acción coordinada en beneficio mutuo."

La organización ACTIVA se ocupa de TODOS los "seres vivos" y está SIEMPRE al ciento por ciento en cada "ser vivo" en proporción a su organización estructural (principio vigesimosegundo). Por ello, como la inteligencia innata SIEMPRE es ciento por ciento perfecta de acuerdo con lo definido por el principio número veintidós:

"La inteligencia innata adaptará las fuerzas y la e/materia para el cuerpo siempre que pueda hacerlo sin quebrantar ninguna ley universal"

Este es el principio número veinticuatro. Siempre debemos recordar que "TODAS las partes del cuerpo" tienen diferentes niveles de organización; la inteligencia innata del cuerpo, la de los sistemas (cardiovascular, respiratorio, endócrino, etc.), la de los órganos (hígado, corazón, riñones, etc.) y la inteligencia innata de las células. Por ello hay múltiples niveles de limitaciones de los "seres vivos". Por ejemplo, un oso polar en la Antártida soportará temperaturas bajo cero, mientras que una pantera del Este de África no podrá hacerlo. Lo mismo puede decirse de un adulto que puede comer todo tipo de alimento cocido y aprovechar sus nutrientes, mientras que un niño de dos días de vida no puede. En otras palabras, la inteligencia innata está condicionada por las limitaciones de la e/materia. Debemos entender que, dentro del principio veinticuatro, se asume la limitación del tiempo. Un ejemplo podría ser la digestión de una comida, que requiere el tiempo suficiente para poder realizarse correctamente. Si introducimos alimentos antes de que se haya realizado la digestión del alimento anterior, podríamos causar un vómito, no necesariamente por las limitaciones de la e/materia, sino por la cantidad de tiempo necesario para digerir una comida. En otras palabras, la inteligencia innata está condicionada por las limitaciones del tiempo y de la e/materia.

Al ser ciento por ciento perfecta y estar ciento por ciento completa en TODOS los seres vivos, la inteligencia innata adapta las fuerzas universales y la e/materia para que las utilice el cuerpo SIN ROMPER LAS LEYES UNIVERSALES, de forma tal que todas las partes del cuerpo puedan actuar de manera coordinada para beneficio mutuo, y asimismo revela las características que tienen las fuerzas innatas de ser siempre coherentes en mantener la integridad de la estructura en la que actúan. En otras palabras, la información instructiva enviada por la inteligencia innata a la e/materia estructural para mantenerla en organización activa, es coherente con el mantener con vida a los seres vivos. Entonces, el principio número veinticinco afirma:

"Las fuerzas de la inteligencia innata nunca dañan o destruyen la estructura dentro de la que actúan"

Si tuviéramos que comparar las fuerzas universales que mantienen en existencia a la e/materia (principio primero), con las fuerzas innatas que mantienen la e/materia del cuerpo de un "ser vivo" en activa organización (principio veintiuno), deduciríamos que el flujo vital depende de la inteligencia innata que adapta la configuración de los electrones, protones y neutrones de la e/materia y su velocidad. Esta adaptación, hecha por la inteligencia innata, es mantener con vida la materia del cuerpo, que es la evidencia de las características de la vida. Por otro lado, la inteligencia universal permanentemente crea fuerzas universales con el objeto de mantener en existencia a TODA la e/materia. Esto incluye la materia del cuerpo, en el cual las fuerzas universales configuran los electrones, protones y neutrones de la e/materia, y su velocidad, para llevarlos a su estado más estable, que es el estado atómico. Dicho de otra manera, para que continúe el ciclo universal de la vida:

"En lo que respecta a la e/materia estructural, las fuerzas universales son 'destructivas' y las fuerzas innatas son constructivas"

Este es el principio número veintiséis. Este principio también es coherente con la ley de la conservación de la e/materia en el sentido de que la e/materia nunca puede crearse ni DESTRUIRSE. Por lo tanto, el término 'destructivas' en el contexto del principio veintiséis implica la DECONSTRUCCIÓN de la e/materia viva estructural del cuerpo para llevarla a su estado más estable, que es el nivel atómico.

Partiendo del hecho de que la inteligencia innata es ciento por ciento perfecta y completa (principio veintidós) y que adapta las fuerzas universales y la e/materia para el uso del cuerpo (principio veintitrés) sin quebrantar las leyes universales (principio veinticuatro) para mantener con vida la materia del cuerpo (principio veintiuno), deducimos que la ley de la organización activa SIEMPRE es normal. La NORMA de la ley de la organización activa es que es ciento por ciento perfecta y completa. Por lo tanto, el principio veintisiete afirma lo siguiente:

"La inteligencia innata siempre es normal y su función también lo es."

A esta altura, es necesario analizar algunos puntos fundamentales de las verdades metafísicas. Primero, la inteligencia universal está en TODA la e/materia (primer principio). La inteligencia universal es la LEY de la existencia, también denominada LEY de la organización. Sin ella, la e/materia no existiría. La inteligencia universal SIEMPRE crea TODAS las fuerzas. Es la fuente de las fuerzas ilimitadas que mantienen en existencia a la e/materia.

En lo que respecta a los organismos vivos, un "ser vivo" tiene una inteligencia innata (principio veinte). La inteligencia innata es la LEY de los "seres vivos", también denominada la LEY de la organización activa y es la fuente de fuerzas universales ilimitadas, adaptadas como fuerzas constructivas para TODO el tejido celular. Debemos recordar que la inteligencia innata tiene a su disposición el suministro ilimitado de fuerzas universales. La inteligencia innata es parte de la inteligencia universal porque está localizada dentro del cuerpo de un "ser vivo". Básicamente, la LEY de la organización activa es una parte localizada de la LEY de la organización y, como tal, está "bajo" (por así decirlo) la autoridad de la inteligencia universal. Como ejemplo, la tercera ley de Newton de la acción y reacción está "bajo" la autoridad de su segunda ley, la de aceleración. Por lo tanto, la inteligencia innata, que es metafísica, está "bajo" la autoridad de la inteligencia universal, también metafísica, para mantener en existencia a la e/materia. La inteligencia universal está EN TODAS PARTES del universo y la inteligencia innata está EN TODAS PARTES dentro de los "seres vivos". No hay conectores entre la inteligencia innata y la universal, dado que esta última está en TODAS PARTES.

Para que las fuerzas constructivas de la inteligencia innata puedan coordinar la acción de todas las partes del cuerpo en beneficio mutuo (principio veintitrés), denominados impulsos mentales, primero deben reunirse antes de centralizarse y transmitirse. La inteligencia innata tiene "sedes" dentro de las cuales opera. Aquí, el cerebro innato se presenta como un sistema de operaciones, que es un concepto metafísico, formado por información codificada y programada que es utilizada por la inteligencia innata para unir las fuerzas innatas que serán transmitidas al cerebro físico para la centralización y distribución. El cerebro innato es metafísico porque es donde reside la inteligencia innata que está EN TODAS PARTES del cuerpo. Entonces, la "sede" de la inteligencia innata es el cerebro innato y debe estar donde está la inteligencia innata, que es ¡EN TODAS PARTES del cuerpo vivo!

En el preciso momento en que algunas fuerzas innatas son codificadas y programadas para coordinar la acción de todas las partes del cuerpo (principio veintitrés), se convierten en impulsos mentales y se reúnen dentro del cerebro innato.

Hemos visto que el principio veintisiete afirma que la función de la inteligencia innata SIEMPRE es normal y que uno de los propósitos de esa función es coordinar la acción de todas las partes del cuerpo para beneficio mutuo (principio veintitrés). Para poder coordinar la acción, tiene que haber una interconectividad entre TODAS las partes para manifestar el mutuo beneficio de todas ellas. En otras palabras, como la inteligencia innata adapta las fuerzas universales y la e/materia para coordinar la acción (principio veintitrés), para que la información instructiva necesaria para coordinar todas las partes del cuerpo sea congruente, debe haber una conectividad inteligente.

Para introducir el siguiente principio veintiocho, utilizaremos procesamiento de datos de computación como analogías, para demostrar la transmisión de las fuerzas innatas dentro del cuerpo de un animal vivo. Esto se asemejará al "Circulo Normal Completo" que muestra la intelectualidad perpetuada en ciclos (Chiropractic Textbook, R. W. Stephenson, p.336 art. 398.)

CICLO NORMAL COMPLETO, R.W. Stephenson, P.11, Fig.5

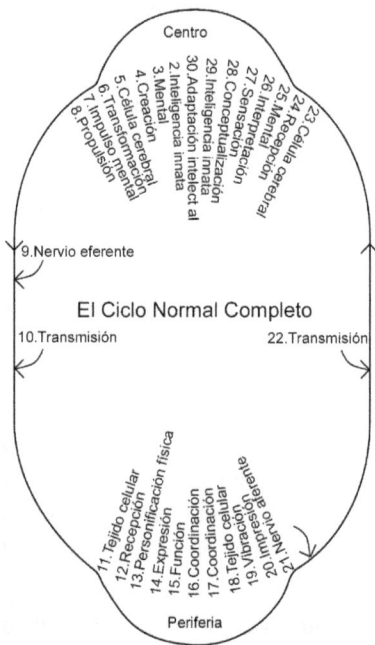

Centro

23.Célula cerebral
24.Recepción
25.Mental
26.Interpretación
27.Sensación
28.Conceptualización
29.Inteligencia innata
30.Adaptación intelect al
2.Inteligencia innata
3.Mental
4.Creación
5.Célula cerebral
6.Transformación
7.Impulso mental
8.Propulsión

9.Nervio eferente

El Ciclo Normal Completo

10.Transmisión   22.Transmisión

11.Tejido celular
12.Recepción
13.Personificación física
14.Expresión
15.Función
16.Coordinación
17.Coordinación
18.Tejido celular
19.Vibración
20.Impresión
21.Nervio aferente

Periferia

Fig.5

MANUAL DE QUIROPRACTICA POR RALPH W. STEPHENSON, D.C., PH.C.
Ilustraciones por el autor

1 - Inteligencia universal
2 - Inteligencia innata
3 - Mental
4 - Creación
5 - Célula cerebral
6 - Transformación
7 - Impulso mental
8 - Propulsión
9 - Nervio eferente
10 - Transmisión
11 - Tejido celular
12 - Recepción
13 - Personificación física
14 - Expresión
15 - Función
16 - Coordinación

17 - Coordinación
18 - Tejido celular
19 - Vibración
20 - Impresión
21 - Nervio aferente
22 - Transmisión
23 - Célula cerebral
24 - Recepción
25 - Mental
26 - Interpretación
27 - Sensación
28 - Conceptualización
29 - Inteligencia innata
30 - Adaptación intelect al
31 - Inteligencia universal

A partir de lo que los científicos han aprendido a lo largo de los años del procesamiento de datos, una "matriz de puertas programables" consiste en un gran número de "bloques lógicos" que pueden ser configurados y reconfigurados individualmente para ejecutar un amplio rango de tareas. Un bloque lógico puede ser aritmético, otro ejecutar procesamiento de señales, e incluso buscar cosas en una tabla. El cálculo del conjunto es una función de cómo están configurados los bloques individualmente. De acuerdo con E-XILINX, una "matriz de puertas programables" puede ser reprogramada a la funcionalidad deseada DESPUES de su fabricación.

Ahora sabemos que el lenguaje de las neuronas y las sinapsis están conectados con las funciones corporales. Pareciera que las neuronas son semejantes al hardware de las computadoras y las funciones corporales semejantes a las acciones que ejecuta una computadora, lo que significa que el cómputo de información probablemente une a ambos. Si el corazón es una bomba biológica y la nariz es un filtro biológico, entonces el cerebro con sus nervios es una computadora biológica (es decir una unidad central de procesamiento biológica, básicamente un sofisticado sistema de cómputos y transmisión de información para la coordinación de las acciones (principio veintitrés).

Es difícil ver el cerebro y sus nervios sin preconceptos. Sin embargo, alcanzar un impacto significativo requiere que cerremos los ojos y los volvamos a abrir como si estuviésemos observando el sistema nervioso por primera vez. Ver el cerebro libre de esos mandatos que nos limitan es ver algo NUEVO. Por consiguiente, percibir que el sistema nervioso ES el sistema utilizado por la inteligencia innata para procesar y transmitir su información a los cuerpos, es profundizar en el área DONDE puede haber interferencia en la transmisión de las fuerzas (principio doce).

En orden a explicar esta NUEVA observación, usaré el paralelismo lógico para facilitar la comprensión de nuestra inducción. En primer término, permítanme establecer que la máxima que dice "no puedes dar lo que no tienes" es verdadera. Diferente es el hecho de que lo que quiera que "creemos/inventemos", que es una reorganización de la e/materia en invenciones EXTERNAS, es SIEMPRE un reflejo de la organización INTERNA ya existente de la estructura de la e/materia (principios veintiuno, veintitrés y veintiséis). Es por esto QUE podemos manifestar las muchas invenciones EXTERNAS con las que vivimos en el mundo. Ejemplos abundan: inventamos la bomba (corazón), puentes (ligamentos), filtro (nariz), máquinas de respiración artificial (pulmones), cámaras (ojos), teléfono (oído), irrigación (sistema circulatorio), computadoras (cerebro), etc. Al igual que nuestra premisa mayor, es obvio que la inteligencia universal y la inteligencia innata son el punto de partida de nuestra observación (pasos 1 y 2 del "Ciclo Normal Completo").

Como una computadora, el centro de control que forma el sistema operativo es utilizado por la inteligencia innata del cuerpo para coordinar las actividades de todas sus partes. Como hemos mencionado, el sistema operativo es llamado inteligencia innata y es metafísico. Sabemos también que la inteligencia innata utiliza el cerebro innato para organizar los impulsos mentales y que éste está localizado dondequiera la inteligencia innata esté.

Dado que, por el principio seis, sabemos que no hay proceso que no requiera tiempo, el proceso de coordinación de las acciones de todas las partes del cuerpo necesita tiempo. La coordinación de las acciones también requiere la información INSTRUCCIÓN por parte de la inteligencia innata ("Mental", paso 3) ... desde el centro físico a las partes del cuerpo en la periferia. Se necesita centralización y distribución, desde el centro a la periferia. Para la e/materia viviente el tiempo es primordial en el procesamiento de datos metafísicos (fuerzas innatas) y su expresión (principios seis, trece y veintiuno). La e/materia viviente requiere tiempo para procesar la información instructiva (principio veintitrés) sin quebrar una ley universal (principio veinticuatro).

La resolución física (principio catorce) de la expresión de los datos metafísicos por la e/materia (principio trece) requiere de una interfase. Esta interfase es la unión de la inteligencia metafísica y la e/materia expresando la información instructiva creada por la inteligencia universal (principio diez), adaptada (principio veintitrés) y ensamblada por la inteligencia innata dentro del cerebro ("Creación", paso 4). Desde su sede, llamada cerebro innato, la inteligencia innata centraliza los impulsos mentales dentro del cerebro ("Célula cerebral", paso 5) y los TRANSMITE, a través de la materia neurológica, a TODAS las partes del cuerpo para la coordinación de la acción (principio veintitrés).

Dado que la transmisión de datos ("Transmisión", paso 6) a ser procesados por la e/materia viviente requiere tiempo, las diferentes partes deben estar interconectadas entre sí a través de una unidad central de procesamiento (CPU) específica en orden a armonizar sus funciones específicas en una actividad coordinada. Una CPU es el circuito electrónico dentro de una computadora que ejecuta las instrucciones (información instructiva) de un programa de computación (impulso mental específicamente codificado) realizando el control lógico básico y las operaciones de entrada/salida (I/O) especificadas en las instrucciones. Este proceso de centralización, que dentro del cuerpo implica la transmisión de materia física, es ejecutado por un sistema especializado, básicamente microcontroladores integrados por células especializadas, que se comportan como microprocesadores capaces de transmitir instrucciones en la forma de impulsos mentales merced a la conductividad ("Impulso mental", paso 7). Este sistema especializado se necesita para centralizar los impulsos mentales metafísicos ya ensamblados, y luego enviar su información ("Propulsión", paso 8) a las diferentes partes del cuerpo.

De los muchos tejidos en un cuerpo observamos, por razonamiento inductivo, que el sistema nervioso central con su cerebro, médula espinal y nervios, constituyen el hardware de la red usada por la inteligencia innata para comunicar sus instrucciones a todas las partes del cuerpo. A partir de la adaptación de la e/materia del sistema nervioso central por la inteligencia innata del cuerpo (principio veintitrés) se generan fuerzas innatas para formar neuronas con aplicaciones específicas. Estas neuronas son codificadas en una multitud de programas de procesamiento de datos (microprocesadores) que interactúan entre sí. La inteligencia innata del cuerpo utiliza el cerebro innato, el cual es el sistema operativo, para centralizar en el cerebro físico (CPU) los impulsos mentales ya ensamblados.

Desde el cerebro, la inteligencia innata utiliza una red de nervios como el hardware ("Nervio eferente", paso 10) para distribuir datos por la transmisión de impulsos mentales (Transmisión", paso 10) gracias a la conductividad de la energía/materia, que llevan las instrucciones a las partes del cuerpo en la periferia ("Tejido celular", paso 11 y "Recepción", paso 12) (principio veintitrés). Esas partes a su vez contienen controladores analíticos de dispositivo específicos, los cuales son circuitos integrados periféricos, como chips de computadora, de los que se sirve la inteligencia innata para, en la periferia, decodificar las instrucciones para la coordinación de acciones de las partes del cuerpo. Esos controladores de dispositivo están en el cerebro innato y son metafísicos. Stephenson lo llama actividad decodificadora (paso 13 del diagrama universal, "Personificación física"). La interfase entre lo metafísico y lo físico ocurre en la unión de la inteligencia con e/materia a través de la fuerza (principio diez). Todo esto es tan extremadamente complejo que la misma interfase es un elemento separado y diferenciado (principio cuatro). En otras palabras, la interfase es en parte DE y en parte DESDE inteligencia, fuerza y e/materia.

Suficiente es decir que, para la coordinación de las acciones de todas las partes del cuerpo, la inteligencia innata utiliza un sistema altamente especializado. El sistema nervioso central es la red de transmisión, que, para mutuo beneficio, la inteligencia innata, utiliza para coordinar, la acción de todas las partes del cuerpo ("Expresión", paso 14) (principio veintitrés) ... INCLUYENDO el sistema nervioso central. Se debe recordar que el sistema nervioso central también necesita coordinación. Este sistema nervioso central está conformado por e/materia viviente, llamada neuronas, en continua adaptación por la inteligencia innata para ejecutar sus funciones específicas junto con todo otro tejido celular ("Función". Paso 15). La coordinación de las actividades requiere un mecanismo de retroalimentación que informe al cerebro físico la respuesta del tejido celular. La coordinación de actividades dentro del tejido celular es la que en definitiva generará la coordinación de TODAS las partes del organismo viviente ("Coordinación", pasos 16 y 17). El movimiento del tejido celular ("Tejido celular", paso 18) expresa la coordinación de sus actividades, la inteligencia innata, nuevamente utilizando controladores analíticos de dispositivo, codificará NUEVAS instrucciones para ser transmitidas de regreso a la unidad central de procesamiento, el cerebro físico ("Vibración", paso 19). Las NUEVAS instrucciones, codificadas dentro del cerebro innato utilizando marcadores y controlador específicos, se imprimirán en la materia transmisora yendo de regreso al cerebro físico ("Impresión", paso 20). La materia transmisora llevando información desde el tejido celular ("Nervios aferentes", paso 21) requiere una impresión específica para transmitir la retroalimentación ("Transmisión", paso 22) a la célula cerebral ("Célula cerebral", paso 23).

Una vez que el cerebro físico recibe la nueva información codificada de retroalimentación desde el tejido celular ("Recepción", paso 24), la inteligencia innata utilizará esta información ("Mental", paso 25) para interpretar su contenido ("Interpretación", paso 26). A este nivel, una serie de circuitos integrados dentro del cerebro físico, literalmente detectarán el mensaje de retroalimentación del tejido celular ("Sensación", paso 27) decodificando la información recibida desde el tejido celular ("Conceptualización", paso 28). Esta información decodificada es automáticamente elaborada por la inteligencia innata ("Inteligencia innata", paso 29) con el propósito de adaptar las fuerzas universales y codificarlas para contestar la necesidad específica del tejido celular ("Adaptación intelectual", paso 30). La adaptación de esas fuerzas universales para satisfacer las necesidades del tejido celular nos lleva de regreso a la inteligencia universal, finalizando el CICLO NORMAL COMPLETO.

Nótese que los pasos del 16 al 31 son los mismos pasos invertidos, usando, con los nervios aferentes, los mismos componentes. Finalmente, arribamos al principio veintiocho, que dice:

"Las fuerzas de la inteligencia innata operan a través o sobre el sistema nervioso en los cuerpos de los animales."

Ahora que hemos utilizado la analogía con el procesamiento informático de datos, es importante en este momento condensar el Ciclo Normal Completo.

RESUMEN DEL CICLO NORMAL COMPLETO
(R. W. Stephenson, p. 63, Art. 101)

"El ciclo normal completo es la historia de lo que sucede entre causa y efecto y efecto y causa. La lista de los 31 pasos es el resumen convencional de la historia"

La Historia
(Reproducida y adaptada de la Ciencia Básica de la Quiropráctica)

La inteligencia universal, que es la ley de la organización, está en TODA la materia a la que continuamente le confiere todas sus propiedades y acciones a través de la configuración de los electrones, protones y neutrones de la e/materia.

La expresión de esta inteligencia, a través de la e/materia, es el significado quiropráctico de la existencia, que es la vida universal; por lo tanto, el mantenimiento de la existencia de la e/materia es necesariamente la unión de inteligencia y materia.

La fuerza (información instructiva) une inteligencia y e/materia. La inteligencia universal (ley de la organización) brinda información instructiva (fuerza) tanto a la e/materia orgánica como a la inorgánica. Esa información instructiva (fuerza) con la que la ley de la organización (inteligencia universal) instruye a la estructura de la e/materia orgánica como una orden mayor de su existencia manifestada, se denomina INTELIGENCIA INNATA, que es la ley de la organización activa.

La misión de la inteligencia innata (ley de la organización activa) es mantener con vida a la e/materia viva de una unidad orgánica. Lo logra adaptando las fuerzas (información instructiva) de la inteligencia universal (ley de la organización) que, como leyes físicas, son inquebrantables e inadaptables y no se preocupan por la e/materia estructural; pueden utilizarse en el cuerpo de manera tal que todas sus partes puedan tener acción coordinada y de esa manera cada parte obtenga un beneficio mutuo (algo parecido a la ley de gravedad, adaptada por el diseño aerodinámico de una aeronave, utilizando la ley de sustentación, la ley de la resistencia y la ley de la potencia, de manera tal que el avión pueda volar desde el punto A hasta el punto B).

Esta tarea de la inteligencia innata (ley de la organización activa) es totalmente MENTAL (metafísica) y siempre es perfectamente normal. Por ello, la información instructiva (fuerzas) de la inteligencia innata (ley de la organización activa) nunca daña ni destruye (deconstruye) los tejidos. La información instructiva (fuerzas) de la inteligencia innata es metafísica (mental) porque es muy superior a las fuerzas físicas, que son información instructiva universal porque controlan (adaptan) las fuerzas físicas.

Este ensamble de las fuerzas vivas se denomina CREACION, y es la interfase que, dentro del cerebro innato, une inteligencia y e/materia para lo que, eventualmente, tiene una forma y propósito definidos.

La sede de la inteligencia innata (ley de organización activa) en el cuerpo viviente, es el cerebro innato (que es metafísico) y utiliza el cerebro físico definido en la forma de la unidad llamada CELULA CEREBRAL.

Desde la célula cerebral como unidad, la inteligencia innata (ley de la organización activa) controla una unidad de e/materia. En la célula cerebral, información instructiva metafísica interactúa con la e/materia física a través de la cual la inteligencia innata (ley de la organización activa) TRANSFORMA la información instructiva metafísica (fuerza mental) en una unidad definida, para un tejido celular dado, para un momento dado.

Esta fuerza específica (información instructiva), cuando se transforma, es una fuerza (información instructiva) tanto metafísica como física, porque brinda instrucciones codificadas que realizan operaciones de entrada y salida de control lógico que ponen en acción la e/materia. Eso se denomina IMPULSO MENTAL

Este sistema especializado es necesario para centralizar los impulsos mentales metafísicos que ya se han reunido y para enviar las instrucciones ("Propulsión", paso ocho) a las diferentes partes del cuerpo. La salida del impulso mental desde la célula del cerebro se denomina PROPULSIÓN. Para que el impulso mental se transmita desde el cerebro al tejido celular, se requiere esfuerzo. La información instructiva (fuerzas) de la inteligencia innata opera a través del sistema nervioso. Los nervios que tienen dirección eferente (desde la fuente hacia la periferia) y que conducen el impulso mental se denominan NERVIOS EFERENTES. Como el impulso mental es metafísico y físico por naturaleza, las energías físicas (e/materia) pueden sufrir interrupciones en la transmisión. De manera similar, la información instructiva (fuerzas de la ley de organización activa) (inteligencia innata) pueden sufrir interferencias en la transmisión. Esta es la base de la existencia de la quiropráctica. Esta comparación, también es la base de algunas teorías que afirman que el impulso mental es mitad una fuerza física y mitad información instructiva metafísica y por lo tanto está sujeto a las mismas leyes que cualquier otra fuerza física, pero siempre debe recordarse que esas energías físicas (e/materia) están ADAPTADAS en forma de impulsos mentales (si se utiliza esta teoría) y por lo tanto no dañan a los tejidos como podría hacerlo la electricidad.

La transmisión del impulso mental a través del nervio eferente es la TRANSMISIÓN. A lo largo de esta ruta de un circuito neuronal especializado, que tiene elementos atómicos especiales con configuración y velocidades específicas, el impulso mental viaja hacia el TEJIDO CELULAR donde es RECIBIDO y se produce la decodificación computarizada (concepción mental de la inteligencia innata) de cómo debe actuar la célula. Esto, que antes era únicamente metafísico (mental), ahora se convierte en un hecho físico. Ello muestra que la inteligencia planificó la forma o la acción y esta evidencia de la inteligencia se denomina EXPRESIÓN, que significa que proviene de la e/materia y muestra la inteligencia.

Los seres que muestran esto se dice que están vivos y tal expresión se denomina VIDA. El carácter de esta acción está determinado por el carácter de la herramienta utilizada por la inteligencia innata para expresarse a sí misma, por lo tanto, el propósito o acción de esta herramienta, que es el tejido celular es la FUNCIÓN. La función de la e/materia es expresar información instructiva (fuerza).

En el tejido celular, que es una clase específica de e/materia, la información instructiva (fuerza) de la inteligencia innata se expresa de una manera determinada por un instrumento específico (controlador del dispositivo) construido para un tipo de expresión en particular. La rápida y correcta acción de ese tejido celular, que actuó gracias a la información instructiva específica (fuerzas) de la ley de organización activa (inteligencia innata) en armonía con todas las demás células, se denomina COORDINACIÓN. En ella vemos la actuación de la ley de causa y efecto y que cada proceso requiere tiempo.

Para cumplir con su función, el tejido celular tiene movimiento, tanto molecular como celular. Este movimiento se denomina VIBRACIÓN y codifica la información instructiva recibida de la inteligencia innata en respuesta o de acuerdo con la necesidad del tejido celular. Tales vibraciones dan señales, que quedan impresas en el nervio aferente en forma de un código específico denominado IMPRESIÓN. Las impresiones se transmiten a través del NERVIO AFERENTE. Esta TRANSMISIÓN es similar a la que se produce en la mitad aferente del ciclo, ya que los códigos son similares. Cuando llega a la CÉLULA CEREBRAL aferente, la transmisión se RECIBE prácticamente de la misma manera en que lo hace el tejido celular, porque la célula cerebral física es también tejido celular.

Cuando esta información instructiva ha llegado a la célula cerebral, inmediatamente es decodificada por la ley de organización activa (inteligencia innata) para ingresar al ámbito metafísico. Entonces, la información instructiva realiza la INTERPRETACIÓN MENTAL, que es metafísica. El producto de este acto de interpretación por parte de la inteligencia innata es una SENSACIÓN, que es un registro de la información instructiva. Cuando la inteligencia innata tiene varios registros, procesa los datos resultantes y unifica la condición o necesidad de la célula. Esto se denomina CONCEPTUALIZACIÓN, que es una clara representación del estado del tejido celular. La conceptualización es la tenencia de inteligencia. Dentro del cuerpo, esta inteligencia es, por supuesto, la INTELIGENCIA INNATA. Cuando la ley de la organización activa se relaciona con el estado del tejido celular, se planifica información instructiva para que el tejido pueda adaptarse a las condiciones ambientales. El proceso metafísico de hacer esto se denomina ADAPTACIÓN INTELECTUAL, que es el registro de la información instructiva. La gran fuente de suministro de la cual la inteligencia innata obtiene esa información (fuerzas) es la INTELIGENCIA UNIVERSAL.

Continuando con nuestro estudio de la ciencia básica de la quiropráctica, vemos que las fuerzas innatas son fuerzas universales adaptadas por la inteligencia innata en información instructiva especialmente codificada, que debe TRANSMITIRSE a todas las partes del cuerpo para la coordinación de la acción (principio veintisiete). En el principio veintiocho vimos que el sistema nervioso de los animales es una red altamente especializada utilizada por la inteligencia innata para interconectar todas las partes del cuerpo, a fin de TRANSMITIRLES la información instructiva (fuerzas innatas).

Entonces, para poder viajar a través de la materia transmisora del sistema nervioso, que involucra tiempo y distancia, las fuerzas innatas deben ser una combinación de física y metafísica. Por consiguiente, la función de la inteligencia innata es adaptar las fuerzas universales y la e/ materia (en este caso la materia transmisora) (principio veintitrés). Por este motivo, el código de la fuerza innata se llama "impulso" (que significa que es físico) y "mental" (que significa que es metafísico).

De acuerdo con la definición del diccionario Meriam/Webster, la palabra impulso es: "Una pequeña cantidad de energía que se mueve de un área a otra" y la palabra mentalidad significa: "Inteligencia". Entonces, la información instructiva metafísica codificada es transmitida por una pequeña cantidad de energía y transportada a su destino para coordinación de la acción, Esta energía física es la resultante de una fuerza universal creada por la inteligencia universal, que une la inteligencia universal a la e/materia del cuerpo para mantenerlo en existencia (principios uno y diez). Vemos que existe una relación entre estructura y función, que si hay un cambio en la estructura también lo habrá en la función. Como puede haber interferencia en la TRANSMISIÓN de las fuerzas universales (principio doce), a través de la lógica racional y el razonamiento deductivo, llegamos a la conclusión de que nuestro siguiente principio afirma:

"Puede haber interferencia en la TRANSMISIÓN de las fuerzas innatas" que es el principio veintinueve.

Como hemos visto, las fuerzas innatas son fuerzas universales adaptadas por la inteligencia innata con códigos específicos de información instructiva que se transmiten a todas las partes del cuerpo para su coordinación y acción (principio veintitrés). Cuando hay una interferencia en la transmisión de las fuerzas innatas, el impulso mental, que es constructivo para la e/materia estructural (principio veintiséis) pierde su código específico de información instructiva y se convierte en un simple impulso nervioso, que es una fuerza universal y es deconstructiva para la e/materia estructural (principio veintiséis). El resultado de una interferencia en la TRANSMISIÓN de las fuerzas innatas es que la información instructiva especialmente codificada NO llegará a su destino para coordinar la acción de todas las partes del cuerpo. Esto implica que el mensaje específico previsto (fuerza innata) cuyo propósito es la coordinación de la acción (principio veintitrés) desde la inteligencia innata, NO será recibido por las partes del cuerpo y dará como resultado la falta de coordinación de la acción de esas partes. Por lo cual, el principio treinta afirma:

"La interferencia en la TRANSMISIÓN de las fuerzas innatas provoca falta de coordinación, de equilibrio, de armonía"

Ahora que sabemos que, en el cuerpo de los animales, las fuerzas innatas operan a través del sistema nervioso (principio veintiocho), podemos deducir que la interferencia en la TRANSMISIÓN de las fuerzas innatas ocurre dentro de la materia TRANSMISORA, entre el centro de control que es el cerebro y el receptor previsto que es el tejido celular del cuerpo. Debo ENFATIZAR que esta interferencia en la transmisión se produce entre la célula cerebral y el tejido celular del cuerpo, en otras palabras, entre la e/materia y la e/materia, NO entre la inteligencia y la e/materia. También sabemos que los cuerpos de los animales vertebrados tienen una columna vertebral que está compuesta por vertebras articuladas yuxtapuestas que protegen la médula espinal que es el vínculo más importante, junto con los nervios adyacentes, entre el cerebro y el resto del cuerpo. También sabemos que las vértebras son huesos duros que forman la columna vertebral, que protege el vínculo más importante de comunicación de información para la coordinación de actividades dentro del cuerpo de los animales vertebrados. Estas vertebras se interrelacionan a través de una serie de articulaciones. Cuando estas articulaciones NO se relacionan adecuadamente, se produce la interferencia en la TRANSMISIÓN de las fuerzas innatas dentro de la materia transmisora, es decir el sistema nervioso. Hay que tener en cuenta que la interferencia de las fuerzas innatas se produce dentro de la e/materia, entre las células cerebrales y el tejido celular. Cuando la articulación de las vértebras de la columna vertebral no es la adecuada, se produce una MODIFICACIÓN en la materia TRANSMISORA del sistema nervioso, dando como resultado una interferencia de la TRANSMISIÓN del impulso mental. En otras palabras, la MODIFICACIÓN de la configuración de los electrones, protones y neutrones de la materia TRANSMISORA evita que la transmisión de los impulsos mentales sea ARMÓNICA. En ese preciso momento la materia TRANSMISORA está en un estado INARMÓNICO e interfiere con la TRANSMISIÓN de las fuerzas innatas, que son impulsos cerebrales codificados con dirección inteligente. La falta de ARMONÍA en la materia TRANSMISORA revierte el impulse mental, que es una fuerza innata constructiva en lo que respecta a la e/materia estructural (principio veintiséis). Cuando la parte del cuerpo recibe un impulso nervioso en lugar de un impulso cerebral, esa parte tendrá una falta de coordinación de la acción. Es por ello, que el principio treinta dice: "falta de coordinación, de armonía". Es la MODIFICACIÓN física de la materia TRANSMISORA (nervio) que evita la TRANSMISIÓN ARMÓNICA del impulso cerebral que lleva a la falta de coordinación de la acción de las partes del cuerpo. De todo ello deducimos el principio treinta y uno que dice:

"Las subluxaciones vertebrales son las causantes directas o indirectas de las interferencias que se producen en la transmisión de mensajes dentro del cuerpo."

El principio treinta y uno fue verificado y validado en 1973 por dos estudios de investigación realizados en la University of Colorado, en Boulder. En el primero, el Dr. Chung-Ha Suh, Ph.D., desarrolló un complejo modelo computarizado de la columna cervical, gracias al cual se obtuvo una mejor comprensión de los mecanismos de las articulaciones vertebrales y su relación con los ajustes quiroprácticos. En el segundo estudio se investigó el efecto de la compresión de las raíces de los nervios raquídeos. Seth Sharpless, Ph.D., y Marvin Luttges, Ph. D. y sus colegas, demostraron que un minuto de presión sobre un nervio raquídeo (10mmHg), disminuía en un 50% la transmisión de los impulsos transmitidos por esa raíz nerviosa.

La función de la inteligencia innata es adaptar las fuerzas universales y la e/materia para que sean utilizadas por el cuerpo (principio veintitrés). El término "utilizadas por el cuerpo" implica, básicamente, mantener el cuerpo con vida (principio veintiuno) con o sin interferencia de las fuerzas innatas, dentro de los límites de la adaptación (principio veinticuatro). Menciono esto, porque es posible que la e/materia de un "cuerpo vivo" tenga interferencias con las fuerzas innatas y permanezca con vida. Muchas personas tienen subluxaciones vertebrales sin corregir durante toda su vida y llegan a edades avanzadas.

El otro aspecto de la función de la inteligencia innata es que, en ausencia de interferencias con las fuerzas innatas, todas las partes del cuerpo tendrán coordinación de la acción para beneficio mutuo (principio veintitrés). La coordinación de la acción requiere armonía entre las partes del cuerpo, y esta armonía se convierte en el factor necesario para que dichas partes puedan desempeñar las funciones y objetivos previstos. Por lo tanto, el principio treinta y dos afirma:

"La coordinación es el principio de una acción armoniosa de todas las partes de un organismo para desempeñar sus funciones y propósitos."

La función es la actividad por la cual una cosa existe o se utiliza. Un objetivo es una meta. De acuerdo con Locke y Latham, los objetivos afectan el desempeño individual a través de cuatro mecanismos. Primero, los objetivos dirigen la acción y el esfuerzo hacia actividades relacionadas con ellos y se alejan de las actividades ajenas. Segundo: Las metas energizan a los empleados. Las metas desafiantes conducen a mayores esfuerzos por parte de los empleados que las metas sencillas. Tercero, las metas afectan a la persistencia. Los empleados hacen más esfuerzos para obtener objetivos más altos. Cuarto, los objetivos motivan a los empleados a utilizar el conocimiento existente para llegar a la meta, o a adquirir el conocimiento necesario para ello.[1]

La función es la actividad por la cual una cosa existe. Un objetivo es una meta. De principios anteriores, sabemos que la misión (compuesta de objetivos o metas) de la inteligencia innata es mantener la materia del cuerpo de un "ser vivo" en organización activa (principio veintiuno). También sabemos que la inteligencia universal mantiene en existencia a TODA la e/Materia (incluyendo a los "seres vivos" (principio uno). Conocemos que la función de la e/materia es expresar información instructiva (fuerzas) creada por la inteligencia (principio trece) que incluye a la e/materia viva. También sabemos que las fuerzas universales y la e/materia del cuerpo deben estar adaptadas por la inteligencia innata para ser usadas en el cuerpo (principio veintitrés). Sabemos que el objetivo de la e/materia, incluyendo la e/materia viva, es manifestar fuerza (información instructiva) en forma de movimiento (principio catorce). También sabemos que la función de la e/materia del cuerpo es expresar fuerzas (información instructiva) de la inteligencia innata (principios trece, veinte y veintiuno).

Ahora, dado que la fuerza (información instructiva) se manifiesta en forma de movimiento en TODA la e/materia (principio catorce) incluyendo e/materia viva, el objetivo de la e/materia viva es desempeñar esa función manifestando ese movimiento con una acción armoniosa de todas sus

---

1. *Para mayor investigación: http://www.referenceforbusiness.com/management/Ex-Gov/ Goals-and-Goal-Setting.html#ixzz3Cq9nrfNZ (http://goo.gl/Mjur5d)*

partes (principio treinta y dos). Por lo tanto, llegamos a la conclusión de que para que la e/materia viva pueda expresar las fuerzas innatas (información instructiva) codificada por la inteligencia innata (principios trece y veinte), la e/materia del cuerpo DEPENDE de la inteligencia innata (principio veinte) para permanecer con vida (principio veintiuno) y poder manifestar las fuerzas innatas que son información instructiva de la inteligencia innata, (principios catorce y veintitrés) a través de todas sus partes, con acciones armoniosas (principio treinta y dos).

Dado que los objetivos afectan a las funciones individuales, las demandas resultantes del objetivo de una e/materia viva (que debe mantenerse con vida y tiene todas las partes de su cuerpo funcionando armoniosamente entre sí) deben ser suministradas con fuerzas innatas creadas por la inteligencia innata, cumpliendo con el principio de coordinación (principio treinta y dos).

La inteligencia innata adapta las fuerzas universales en conjuntos de información instructiva que permiten que la e/materia de varios componentes del cuerpo se adapte para ser utilizada en el cuerpo. Entonces, la inteligencia innata utiliza el cerebro físico para distribuir la información a través de la red nerviosa para coordinar la acción. Por ejemplo, cuando el empleado del banco utiliza una computadora, está usando una aplicación que sabe qué hacer con los registros bancarios. Las aplicaciones generalmente son parte de discos rígidos, CDs y dispositivos USB. Cuando el empleado enciende la computadora, las aplicaciones se cargan en diferentes componentes del hardware de la máquina, como los procesadores de texto. Una vez que una aplicación comienza a ejecutar su función, necesita tiempo para completarla (principio seis).

En otras palabras, una aplicación es un archivo de datos de información instructiva lista para ser usada y cuando se está usando realiza determinadas tareas. Utiliza el sistema operativo para coordinar las actividades de esas tareas. En el cuerpo, el sistema operativo es el cerebro innato, que es metafísico y está bajo el control de la inteligencia innata. Entonces, la información instructiva de esa inteligencia que está dentro del cerebro innato interactúa con el cerebro físico, como centro de control, y es transmitida a través del sistema nervioso (principio veintiocho) para que todas las partes del cuerpo puedan expresarla. Entonces el principio treinta y tres expone, precisamente la ley de la demanda y la oferta: "La ley de la demanda y la oferta existe en el cuerpo en estado ideal; donde 'la cámara de compensaciones' es el cerebro, la inteligencia innata es el 'banquero virtuoso', las células cerebrales son los 'empleados' y las células nerviosas los 'mensajeros'.

El Objetivo Quiropráctico

Treinta y tres principios constituyen los fundamentos de la ciencia básica de la quiropráctica, convirtiéndose en su AUTORIDAD. De esos treinta y tres principios podemos concluir que el objetivo de la quiropráctica es localizar, analizar y corregir las subluxaciones vertebrales para una expresión plena de las fuerzas innatas de la inteligencia innata del cuerpo. PUNTO.

Notemos que, dentro de los treinta y tres principios de la ciencia básica de la quiropráctica, NO hay mención a la salud, enfermedades, síntomas, dolor o potencial humano. Por esta razón se concluye que la quiropráctica es NO TERAPÉUTICA y no es parte del movimiento del potencial humano. El propósito de la quiropráctica es su objetivo y SÓLO puede ser deducido de su ciencia. Cuando una profesión tiene su ciencia, esa misma ciencia se transforma en su FUERZA conductora (información instructiva orientadora) que puede ser diseminada al pueblo del mundo. Se sigue también, que la investigación quiropráctica debiera ser asimismo NO TERAPÉUTICA. Por consiguiente, cualquier investigación dirigida a la validación de síntomas, enfermedades y alivio o eliminación de síndromes NO es quiropráctica y NO debiera ser considerada investigación quiropráctica.

Esto nos lleva a preguntarnos ¿por qué el objetivo de la quiropráctica es localizar, analizar y corregir las subluxaciones vertebrales para una expresión plena de las fuerzas innata de la inteligencia innata del cuerpo? CADA palabra de la definición del objetivo de la quiropraxia está contenida dentro de treinta y uno de esos principios. Los principios número uno, dos, tres, cuatro, cinco, siete, ocho, nueve, diez, once, doce, trece, catorce, quince, dieciséis, dieciocho, diecinueve, veinte, veintiuna, veintidós, veintitrés, veinticuatro, veinticinco, veintiséis, veintisiete, veintiocho, veintinueve, treinta, treinta y uno, treinta y dos y treinta y tres mencionan una o varias de las siguientes palabras: inteligencia, inteligencia innata, fuerza, cuerpo, expresión, ciento por ciento (pleno) y subluxación. El objetivo quiropráctico está basado y articulado sobre treinta y un principios ABSOLUTOS que forman la ciencia básica de la quiropraxia. Se relaciona también con el principio número seis vía el principio número catorce dado que el MOVIMIENTO requiere TIEMPO para manifestarse dentro del campo de lo físico por el desplazamiento a través de la e/materia. Se relaciona también con el principio número diecisiete a través del principio número treinta y habida cuenta de que las subluxaciones vertebrales CAUSAN la falta de coordinación y de ARMONÍA

Conclusión

Al principio universal, que llamamos premisa mayor, se lo han APROPIADO los quiroprácticos como el sentido quiropráctico de la vida (existencia). Desde este lugar podemos usar el razonamiento, mayormente deductivo, para extendernos en los resultados, significados, y manifestaciones de esta verdad básica. Es cuando el principio número dos se deduce a partir del primer principio, que la quiropráctica se APROPIA de la premisa mayor como su punto de partida.

El "descubrimiento" de un principio universal es NUEVO conocimiento e información que es el interés de la ciencia básica. Por consiguiente, se observa que el principio universal, llamado la premisa mayor, es absoluto, duplicable y constante. La premisa mayor construye la plataforma fundacional de la ciencia básica de la quiropráctica. Desde esta plataforma, esta información puede aplicarse para deducir los otros treinta y dos principios de la ciencia básica de la quiropráctica y aplicarlos en el modo en que practicamos y realizamos nuestra investigación.

De acuerdo con el Profesor Janus Hans de la Wake Forest University de Salem, N.C., *"la autoridad racional está basada en el racionamiento concerniente a la relación entre estética y verdad."* Por consiguiente, dado que acorde al Webster-Miriam, un principio es una verdad, se torna absolutamente claro que los treinta y tres principios constituyen la base de la ciencia básica de la quiropráctica y que de ellos se puede concluir, a través de la lógica racional y el razonamiento deductivo que los treinta y tres principios de la ciencia básica de quiropráctica son la AUTORIDAD de la quiropráctica.

Repito, ¡LOS TREINTA Y TRES PRINCIPIOS DE LA CIENCIA BÁSICA DE LA QUIROPRÁCTICA SON LA AUTORIDAD DE LA QUIROPRÁCTICA!

Una vez más, se concluye a través de la lógica racional y el razonamiento deductivo que el objetivo de la quiropráctica es localizar, analizar y corregir las subluxaciones vertebrales (LACSV) para una expresión plena de las fuerzas innatas de la inteligencia innata del cuerpo. PUNTO.

Probablemente el lector ha comprendido y concluido que la ciencia aplicada quiropráctica consiste en la práctica del objetivo de la quiropráctica, que es LACSV para una expresión plena de las FUERZAS innatas de la inteligencia innata del cuerpo ¡y es absolutamente correcto!

Recuerde que al principio de este libro explicamos que acorde Centro del Departamento de Ciencia y Tecnología de la Universidad de Seton Hall "La ciencia básica está interesada en el proceso de descubrimiento". Los científicos que la ejercen buscan el descubrimiento de nuevos conocimientos e información sin la preocupación de cómo los principios que crean podrían ser usados. La ciencia aplicada toma información ya existente y la utiliza para la solución de un problema existente".

Aquí tenemos el objetivo quiropráctico, el cual es conclusión directa de los treinta y tres principios de la ciencia básica de la quiropráctica. El problema que necesita ser solucionado es la interferencia con las FUERZAS innatas (principio veintinueve) CAUSADA por las subluxaciones vertebrales (principio treinta y uno). La solución para corregir las subluxaciones vertebrales es APLICAR una fuerza universal externa inteligente en la forma de un ajuste producido por un empuje específico con la intención y esperanza de que la inteligencia innata del cuerpo produzca un ajuste vertebral y por lo tanto corrija la subluxación vertebral. La quiropráctica, como todas las disciplinas científicas (física, química, biología, etc.) tiene aspectos básicos y aplicados. Nuevamente, la ciencia básica es básica en el sentido de que, sin el descubrimiento de PRINCIPIOS (el énfasis es mío), no hay nada que aplicar. La ciencia aplicada descansa sobre la ciencia básica y no podría existir sin ella".

Dicho de otro modo, probablemente ya comprendió y concluyó que la ciencia aplicada de la quiropráctica deriva de los treinta y tres principios de la quiropráctica. Y si lo hizo, ha llegado a una conclusión absolutamente correcta.

Recuerde que al principio de este libro explicamos que acorde al Centro del Departamento de Ciencia y Tecnología de la Seton Hall University "La ciencia básica está interesada en el proceso de descubrimiento. Los científicos que la ejercen buscan el descubrimiento de nuevos conocimientos e información sin la preocupación de cómo los principios que crean podrían ser usados. La ciencia aplicada toma información ya existente y la utiliza para la solución de un problema existente".

El problema que descubrió D. D. Palmer el 18 de septiembre de 1895 fue el de la limitación de la adaptación, que es promovida por la subluxación vertebral, que es CAUSA (principio treinta y uno) de interferencia a la expresión de las FUERZAS innatas del cuerpo (principio veintinueve). La quiropráctica nació del descubrimiento de un NUEVO conocimiento e información que dió origen a los treinta y tres Principios y a su ciencia básica.

La conclusión de los treinta y tres principios de la ciencia básica de la quiropráctica es concluir que el objetivo de la quiropráctica es localizar, analizar y corregir las subluxaciones vertebrales (LAVCS) para una expresión plena de las fuerzas innata de la inteligencia innata del cuerpo... punto.

Los treinta y tres principios de la ciencia básica de la quiropráctica constituyen un sólido fundamento que proporciona la solución al problema existente de la interferencia de las FUERZAS innatas (principio veintinueve) causado por las subluxaciones vertebrales (principio treinta y uno). Nuevamente, la Seton Hall University ha señalado que *"todas las disciplinas científicas (física, química, biología, etc.) tienen aspectos básicos y aplicados. La ciencia básica es básica en el sentido que, sin el descubrimiento de PRINCIPIOS (el énfasis es mío) no hay nada que aplicar. La ciencia aplicada descansa sobre la ciencia básica y no podría existir sin ella."*

Por ejemplo, como mencionamos antes en este libro, la aviación usa dos leyes básicas, la ley de gravedad y la ley de la aerodinámica (sustentación, resistencia y empuje) y las aplica a su objetivo que es el vuelo. Tenían que descubrir NUEVOS principios físicos universales para crear una NUEVA ciencia básica ¡y lo hicieron! Formularon la ciencia básica de la aerodinámica. Hay tres influencias básicas a ser consideradas en aerodinámica: empuje, que mueve un avión hacia adelante, resistencia, que se opone al movimiento y sustentación, que lo mantiene en vuelo. La sustentación deriva de tres teorías: el principio de Bernoulli, el efecto Coanda y la tercera ley del movimiento de Newton. Con estos NUEVOS principios de la aerodinámica, Orville y Wilbur solucionaron su problema. El resto es historia.

Como puede ver, todos los principios universales trabajan juntos para crear muchas aplicaciones diferentes para muchos usos. Del mismo modo, la quiropráctica utiliza tres leyes básicas, la ley de la organización (inteligencia universal), los límites de la adaptación y la ley de la organización ACTIVA (inteligencia innata). El problema para D.D., B.J. y RWS eran "Los Límites de la Adaptación" (principio veinticuatro) promovidos por las subluxaciones vertebrales. Tenían que descubrir NUEVOS principios universales para crear una NUEVA ciencia básica ¡y lo hicieron! Crearon la ciencia básica de la quiropráctica. Los treinta y tres Principios de la ciencia básica quiropráctica muestran muy claramente una conclusión, que es el objetivo de la quiropráctica. Hay tres influencias básicas a ser consideradas en la quiropráctica: la función de la inteligencia, la función de la fuerza (información instructiva) y la función de la e/materia. Aplicando el objetivo de la quiropráctica que es localizar, analizar y corregir las subluxaciones vertebrales (LACSV) para una expresión plena de las fuerzas innatas de la inteligencia innata del cuerpo, PUNTO, que es la conclusión de los treinta y tres principios de la ciencia básica de la quiropráctica, los Palmer y Stephenson resolvieron su problema. El resto es historia.

Es absolutamente claro que el único objetivo de la ciencia básica es aumentar la base de conocimiento de un campo de estudio en particular. Los treinta y tres Principios de la ciencia básica de la quiropráctica hacen justamente eso al revelar el objetivo de la quiropráctica que es localizar, analizar y corregir las subluxaciones vertebrales (LACSV) para una expresión plena de las fuerzas innatas de la inteligencia innata del cuerpo. PUNTO.

La ciencia aplicada usa la base de conocimiento suministrada por la ciencia básica para concebir soluciones a problemas específicos. Por consiguiente, practicando el objetivo de la quiropráctica, los quiroprácticos solucionan el problema de la interferencia con las FUERZAS innatas (principio veintinueve) CAUSADO por las subluxaciones vertebrales (principio treinta y uno). Es por esta razón que la quiropráctica puede ser aplicada a CUALQUIERA independientemente de credo, cultura, políticas, raza, género, edad o condición de salud. Es también por esta razón que la quiropráctica es SEPARADA y DISTINTA de TODO LO DEMAS, dado que el ÚNICO campo de estudio que está dedicado únicamente a la localización, análisis y corrección de las subluxaciones vertebrales (LACSV) (principio treinta y uno) para una expresión plena de las FUERZAS (principio veintinueve) innatas de la inteligencia innata del cuerpo es la QUIROPRACTICA.

Se concluye por lo tanto que la quiropráctica es SEPARADA y DISTINTA de TODO LO DEMAS, e INCLUYE A TODOS, independientemente de credo, cultura, políticas, raza, género, edad o condición de salud.

Un quiropráctico objetivo es aquel que acepta que el punto de partida de la quiropráctica es su premisa mayor, y el punto final de la quiropráctica es su objetivo. Un quiropráctico objetivo es TAMBIÉN uno que elije aplicar los treinta y tres Principios de la ciencia básica de la quiropráctica practicando SÓLO el objetivo de la quiropráctica.

Los conceptos abstractos de los principios de la quiropráctica tienen un aire de perfección matemática. Conceptos tales como inteligencia universal, inteligencia innata, fuerza universal y fuerza innata son términos realmente "puros" que hacen a la quiropráctica una ciencia pura o lo que se llama ciencia básica. Debo señalar que los quiroprácticos objetivos trabajan en conjunción con la ley de la organización ACTIVA, que es todo para ellos, y lo debieran decir. Esto puede sonar como una exageración o mera poesía, pero los quiroprácticos objetivos no son rebeldes a nada, excepto a las subluxaciones vertebrales interfiriendo con la expresión de las fuerzas innatas dentro de ellos mismos o en otros; desafortunadamente muchos quiroprácticos dejan al público ignorante de esto al no compartir con ellos el objetivo quiropráctico.

Los quiroprácticos objetivos, aquellos que han elegido practicar el objetivo quiropráctico y trabajar en conjunción con la ley de la organización activa, están enfocados en la vida y en la vida para todos. Si no tienen ese foco, no son fieles a sí mismos. Los quiroprácticos objetivos tienen una gran misión por cumplir. No podemos mejorar la ley básica, pero sí remover una de las obstrucciones más negativas que provocan la más trágica consecuencia sobre los límites de la adaptación, para favorecer una expresión más plena de lo que la ley de la organización activa demanda en cada etapa de la vida. ¡La quiropráctica es acerca de la vida!

Si los quiroprácticos objetivos se agrupasen para hacerlo, la quiropráctica estaría más cerca de su capacidad de servir al mundo como un todo. Si se diese a la quiropráctica su chance de ejecutar su objetivo, eso podría hacer mucho para favorecer la expresión de la información instructiva para TODO vertebrado. AHORA es el momento para que los quiroprácticos elijan practicar el objetivo quiropráctico, bajo la AUTORIDAD de la ciencia básica de la quiropráctica... con sus treinta y tres Principios.

AHORA TODOS TENEMOS MUCHO QUE GANAR

Apéndice

Hay treinta y tres principios que constituyen la ciencia básica de la quiropráctica. Fueron enunciados en 1937 por R.W. Stephenson, DC, PhC. Quiero compartirlos con ustedes para brindar un mejor entendimiento de la ciencia básica de la quiropráctica.

Principio Uno: La premisa mayor.
La inteligencia universal está presente en toda la materia, a la que continuamente le confiere todas sus propiedades y acciones, y por consiguiente la mantiene en existencia.

Principio dos: El sentido de la vida para la quiropráctica.
La expresión de esta inteligencia a través de la materia es el significado quiropráctico de vida.

Principio Tres: Unión de inteligencia y materia.
La vida es necesariamente la unión de inteligencia y materia.

Principio Cuatro: La tríada de la vida.
La vida es una tríada que necesariamente tiene tres factores unidos: inteligencia, fuerza y materia.

Principio Cinco: La perfección de la tríada.
Para tener ciento por ciento de vida, debe haber ciento por ciento de inteligencia, ciento por ciento de fuerza y ciento por ciento de materia.

Principio Seis: El Principio del tiempo.
No hay proceso que no requiera tiempo.

Principio Siete: Cantidad de inteligencia en la materia.

La inteligencia contenida en una determinada cantidad de materia es del ciento por ciento y siempre es proporcional a sus requerimientos.

Principio Ocho: La función de la inteligencia.

La función de la inteligencia es crear fuerza.

Principio Nueve: La cantidad de fuerza creada por la inteligencia.

La cantidad de fuerza creada por la inteligencia siempre es del ciento por ciento.

Principio Diez: La función de la fuerza.

La función de la fuerza es unir inteligencia y materia.

Principio Once: El carácter de las fuerzas universales.

Las fuerzas de la Inteligencia Universal se manifiestan por leyes físicas; son inquebrantables, no se adaptan a las estructuras en las que trabajan y son independientes de ellas

Principio Doce: Interferencia en la transmisión de las fuerzas universales.

Puede haber interferencia en la transmisión de las fuerzas universales.

Principio Trece: La función de la materia.

La función de la materia es expresar fuerza.

Principio Catorce: La vida universal.

La fuerza se manifiesta en la materia mediante el movimiento; toda la materia tiene movimiento, por lo tanto, hay vida universal en toda la materia.

Principio Quince: No hay movimiento sin el esfuerzo de la fuerza.
La materia no puede tener movimiento si la inteligencia no aplica la fuerza.

Principio Dieciséis: La inteligencia en la materia orgánica e inorgánica.
La inteligencia universal da fuerza tanto a la materia orgánica como a la inorgánica.

Principio Diecisiete: Causa y efecto.
Cada efecto tiene una causa y cada causa tiene efectos.

Principio Dieciocho: La evidencia de la vida.
Las características de la vida con la evidencia de la inteligencia de la vida.

Principio Diecinueve: La materia orgánica.
La materia del cuerpo de un "ser vivo" es materia organizada.

Principio Veinte: La inteligencia innata.
Los "seres vivos" tienen una inteligencia dentro de su cuerpo que se denomina inteligencia innata.

Principio Veintiuno: La misión de la inteligencia innata.
La misión de la inteligencia innata es mantener la materia del cuerpo de un "ser vivo" en organización activa.

Principio Veintidós: La cantidad de inteligencia innata.
Hay ciento por ciento de inteligencia innata en cada "ser vivo", la cantidad necesaria para su organización.

Principio Veintitrés: La función de la inteligencia innata.
La función de la inteligencia innata es adaptar las fuerzas universales y la materia para que las utilice el cuerpo, de manera tal que todas sus partes tengan una acción coordinada en beneficio mutuo.

Principio Veinticuatro: Los límites de la adaptación.
La inteligencia innata adapta las fuerzas y la materia para el cuerpo siempre que pueda hacerlo sin quebrantar ninguna ley universal.

Principio Veinticinco: El carácter de las fuerzas innatas.
Las fuerzas de la inteligencia innata nunca dañan o destruyen las estructuras en las que trabajan.

Principio Veintiséis: Comparación de las fuerzas innatas con las universales.
Para que continúe el ciclo universal de la vida, en lo que respecta a la materia estructural, las fuerzas universales son destructivas y las fuerzas innatas son constructivas.

Principio Veintisiete: La normalidad de la inteligencia innata.
La inteligencia innata siempre es normal y su función también es siempre normal.

Principio Veintiocho: Los conductores de las fuerzas innatas.
Las fuerzas de la inteligencia innata actúan a través del sistema nervioso del cuerpo de los animales.

Principio Veintinueve: La interferencia en la transmisión de las fuerzas innatas.
Puede haber interferencias en la transmisión de las fuerzas innatas.

Principio Treinta: Las causas de la falta de armonía.
Las interferencias en la transmisión de las fuerzas innatas provocan falta de coordinación, de equilibrio y de armonía.

Principio Treinta y uno: Subluxaciones.
Las interferencias en la transmisión dentro del cuerpo siempre se deben, directa o indirectamente, a subluxaciones en la columna vertebral.

Principio Treinta y dos: El principio de la coordinación.
La coordinación es el principio de la acción armónica de todas las partes de un organismo, para desempeñar sus funciones y propósitos.

Principio Treinta y tres: La ley de la demanda y la oferta.
La ley de la demanda y la oferta existe en el cuerpo en estado ideal; donde el cerebro es la "cámara de compensaciones", la inteligencia innata es el "bancario virtuoso", las células cerebrales los "empleados" y las células nerviosas los "mensajeros".

Conclusión Final

La conclusión final de los 33 principios de la ciencia básica de la quiropráctica es el objetivo quiropráctico.

Utilizando la lógica racional y el razonamiento deductivo, los 33 principios de la ciencia básica de la quiropráctica revelan que el objetivo quiropráctico como su conclusión. El objetivo quiropráctico es localizar, analizar y corregir las subluxaciones vertebrales para una expresión plena de las FUERZAS de la inteligencia innata del cuerpo. PUNTO. Por lo tanto, la práctica del objetivo quiropráctico es la ciencia aplicada de la quiropráctica, que constituye el arte de la quiropráctica.

GLOSARIO

(LEXICO UNICO DE QUIROPRÁCTICA)

A fin de continuar con nuestro análisis del ANTIGUO proceso central de la quiropráctica de una NUEVA manera, debemos estar en sintonía. Para avanzar y evolucionar conscientemente juntos, sin confusiones, debemos estar de acuerdo con los términos. Con la ayuda de Joe Strauss, he compilado, tomados directamente del Chiropractic Textbook de RW Stephenson, un glosario de términos para ser usado en este libro. Asimismo, he agregado algunos términos NUEVOS que considero fundamentales para poner en práctica el objetivo de la quiropráctica.

1. **Adaptabilidad:** (signo de vida): La capacidad intelectual que tiene un organismo de responder a toda información (fuerzas) que le llega, sea innata o universal.

2. **Adaptación intelectual:** El proceso mental de la inteligencia innata de planificar modos y medios de utilizar o soslayar la información universal fuerzas).

3. **Adaptación:** El movimiento de un organismo o cualquiera de sus partes, o el cambio estructural de ese organismo, para utilizar o eludir la información ambiental (fuerzas). La adaptación es un proceso continuo – que varía continuamente, nunca es constante ni invariable como lo son otras leyes universales. La adaptación es un principio universal, el único de su clase. Es el fundamento del cambio y los cambios siempre se producen de acuerdo con la ley, que es adaptación intelectual.

4. **Asimilación (signo de vida):** La facultad de asimilar es la capacidad de un organismo de introducir y asimilar selectivamente nutrientes en su cuerpo y hacerlos parte de sí mismo, de acuerdo con un sistema o plan inteligente.

5. **Cerebro Innato:** a) La parte del cerebro utilizada como un órgano por la inteligencia innata (ley de organización ACTIVA), para ensamblar

impulsos mentales. b) la parte del cerebro utilizada como un órgano por la inteligencia innata (ley de organización ACTIVA), en el cual adaptar la información universal (fuerza) y ensamblarla en foros

6. **Cerebro educado:** La parte del cerebro utilizada como un órgano por la inteligencia innata (ley de organización ACTIVA), para el razonamiento, memoria, educación y las llamadas funciones voluntarias.

7. **Cerebro físico:** La parte del cerebro utilizada por la inteligencia innata (ley de organización ACTIVA), como un órgano, para transmitir impulsos mentales a fin de coordinar las actividades de todas las partes de un organismo vivo.

8. **Inteligencia educada:** La capacidad de funcionar del cerebro educado. Comienza en 0% en el nacimiento y evoluciona hasta llegar al 100% en el momento de la muerte.

9. **E/materia:** Este término significa energía/materia. La ecuación $E=mc^2$, muestra que energía y materia son intercambiables dado que la energía corresponde sencillamente a diferentes configuraciones (propiedades) de electrones, protones y neutrones con velocidades (actividades) variables. Por ejemplo, el agua tiene 2 moléculas de hidrógeno y 1 molécula de oxígeno, sea que esté en estado líquido, sólido o gaseoso, siendo éste dependiente del movimiento de sus elementos básicos.

10. **Disease y DIS-EASE:** El término Disease en inglés, es un término utilizado por los médicos que significa enfermedad. Para ellos es una condición particular merecedora de nombre y de ahí el diagnóstico. DIS-EASE (en español: DIS: falta de - EASE: armonía) o sea DES-ARMONÍA es un término quiropráctico que significa falta de armonía. No tiene entidad. Es una condición de la e/materia cuando no tiene las propiedades de la armonía. Armonía es la entidad y des-armonía es la falta de ella.

11. **Mente educada:** la mente educada es la actividad de la inteligencia innata (ley de la organización ACTIVA) como un órgano en el cerebro educado. El producto de esta actividad son los pensamientos educados como el razonamiento, los deseos, la memoria, etc. La inteligencia innata (ley de la organización ACTIVA) controla las funciones de los órganos "voluntarios" a través del cerebro educado. Los pensamientos educados, fundamentalmente ayudan a la adaptación de las cosas externas al cuerpo.

12. **Fuerzas mentales:** Una fuerza mental es una información que une la inteligencia y la e/materia. Es transmitida por los nervios para coordinar

las actividades y se denomina impulso mental porque impulsa al tejido celular a realizar acciones inteligentes.

13. **Fuerzas universales:** Las fuerzas universales son información creada por la inteligencia universal (ley de la organización) que están sujetas a leyes físicas y no se adaptan a fines constructivos estructurales.

14. **Fuerzas invasivas:** Las fuerzas invasivas son información universal que actúa poderosamente sobre los tejidos a pesar de la resistencia innata del cuerpo, o en caso de disminución de la resistencia.

15. **Fuerzas penetrativas:** Las fuerzas penetrativas son fuerzas invasivas; es información que actúa asaltando poderosamente al cuerpo y tiene efecto sobre los tejidos, a pesar de la resistencia innata del cuerpo.

16. **Fuerzas innatas:** Las fuerzas innatas son fuerzas universales que están adaptadas por la ley de la organización ACTIVA y organizadas para ser usadas en el cuerpo. Son fuerzas universales unidas o adaptadas por una fuerza funcional dinámica para que funcione el tejido celular o para ofrecer resistencia al ambiente.

17. **Fuerzas resistivas:** Las fuerzas resistivas son información innata interna que se opone a las fuerzas invasivas o penetrativas. Pueden presentar varias formas … físicas, químicas o mecánicas. A menos que tengan ese carácter, no se denominarán fuerzas resistivas.

18. **Crecimiento (signo de vida):** La facultad de crecer es la capacidad de expandirse de acuerdo con un plan inteligente para madurar en tamaño y es dependiente de la facultad de asimilación.

19. **Impresiones:** La información que envía el tejido celular a la inteligencia innata (ley de organización ACTIVA) respecto de sus hechos y su bienestar.

20. **Mente innata:** La actividad de la inteligencia innata (ley de organización ACTIVA) en el cerebro innato, como un órgano.

21. **Impulso mental:** Una unidad de información para un tejido celular específico y para una función específica. Información específica a un tejido celular para un momento determinado.

22. **Veneno:** Veneno es una sustancia introducida dentro de un cuerpo vivo, o producida por él, que la ley de organización ACTIVA (inteligencia innata) no puede utilizar en el metabolismo.

23. **Definición quiropráctica de subluxación vertebral:** Una subluxación vertebral es el estado de una vértebra que ha perdido su yuxtaposición correcta con la superior o la inferior o con ambas… que afecta a un

nervio e interfiere en la transmisión de impulsos mentales.

24. **Vibración:** El movimiento del tejido celular al llevar a cabo su función.

25. **Objetivo de la quiropráctica:** El objetivo de la quiropráctica es localizar, analizar y facilitar la corrección de subluxaciones vertebrales para la expresión plena de las fuerzas innatas (información) de la inteligencia innata del cuerpo. ¡PUNTO!

26. **Información universal educada (fuerzas):** Las fuerzas universales educadas son aquellas utilizadas por las personas para las denominadas funciones voluntarias con indicaciones inteligentes limitadas.

27. **Ajuste vertebral:** un ajuste vertebral es una fuerza universal (información) adaptada por la ley de organización ACTIVA (inteligencia innata) para la corrección de una subluxación vertebral.

28. **Empuje regulado:** Un empuje regulado es una fuerza universal (información) educada específica introducida por un quiropráctico sobre la vertebra subluxada de una persona con la intención de que la ley de organización ACTIVA (inteligencia innata) produzca un ajuste vertebral.

29. **Quiropráctico objetivo:** Un quiropráctico objetivo (QO) es un quiropráctico QUE elije practicar ÚNICAMENTE el objetivo quiropráctico. También denominado quiropráctico objetivo "straight" (QOS) y quiropráctico objetivo straight no terapéutico (QOSNT).

30. **Materia:** Electrones, protones y neutrones configurados a menos de la velocidad de la luz al cuadrado.

31. Energía: Electrones, protones y neutrones configurados a la velocidad de la luz al cuadrado.

32. **E/Materia:** Término que nos recuerda que la energía y la materia son intercambiables, de acuerdo con el enunciado $E=mc^2$

33. **Información:** Instrucción codificada para configurar electrones, protones, neutrones y sus velocidades.

34. **Infocósmico:** De la tríada de la vida universal.

Inteligencia (Ley de la organización) – Fuerza (información) – Materia (energía/Materia).

Acerca del autor

Claude Lessard, D.C. egresó del Sherman College of Chiropractic en 1977, fecha en que recibió el "B.J. Palmer Philosophy Distinction Award" [Premio B. J. Palmer a la Distinción Filosófica] y el "B.J. Palmer Clinical Excellence Award" [Premio B.J. Palmer a la Excelencia Clínica]. El Dr. Lessard fué fundador del ADIO Institute of Straight Chiropractic (que más adelante se convirtió en el Pennsylvania College of Straight Chiropractic), donde fue profesor desde 1978 hasta 1980, fecha en que se convirtió en el primer director de ADIO de ese Centro de Salud Comunitario. En 2003, El Dr. Lessard escribió otro libro para aquellas personas que no son profesionales de la quiropráctica titulado: "Quiropraxia, ¿no es asombrosa?", que fue traducido al español en 2010, al francés en 2016 y actualmente está siendo traducido al japonés. En 1992, el Dr. Lessard fue elegido el quiropráctico del año por Markson's Management Services de Long Island, Nueva York y en 1993 fué elegido el quiropráctico del año por Quest Management Systems, de Filadelfia, Pennsylvania y en 2006 fue elegido el quiropráctico del año por el Sherman College of Straight Chiropractic de Spartanburg, Carolina del Sur.

Ha dado numerosas conferencias en los Estados Unidos y Canadá sobre el Objetivo Quiropráctico. Vive con su esposa Sara, en Yardley, Pennsylvania, donde tiene una práctica privada en la que atiende desde hace cuarenta años.

Claude Lessard, D.C.

CURRICULUM VITAE

Bachellor Of Science, Limestone College, Gaffney, Carolina Del Sur	1977
Titulo De Doctor En Quiropráctica, Otorgado Por El Sherman College Of Straight Chiropractic (S.C.S.C.), Spartanburg, Carolina Del Sur	1977
Practicante, S.C.S.C.	1977
Recibe El "B.J. Palmer Philosophy Distinction Award" [Premio B.J. Palmer A La Distinción Filosófica], En El S.C.S.C.	1977
Diploma Del Consejo Nacional De Examinadores Quiroprácticos.	
Recibe El Certificado De Educación Profesional Preliminar Número C35301, Del Estado De Pennsylvania.	
Licencia Número Dc-1702-L Para Ejercer En El Estado De Pennsylvania.	
Cofundador Y Miembro De Adio Institute Of Straight Chiropractic.	1978
Consejero De Alumnos De Adio I.S.C.	1978-1981
Profesor Adjunto De Filosofía De La Quiropráctica En Adio I.S.C.	1978-1980
Decano Administrativo De Adio I.S.C.	1979-1980
Profesor Asociado De Técnica Quiropráctica, Adio I.S.C.	1980-1981
Director Del Centro De Salud Communitario, Adio I.S.C.	1980-1981
Miembro Del Programa De Becas De Chiropractic Life, Pennsylvania.	
Miembro De La Federation Of Straight Chiropractors Organization (F.S.C.O.).	
Graduado Del Programa Del Ministerio De La Iglesia, Seminario St. Charles Borromeo.	1983-1987
Examinador Certificado Por Myotech	
Premio Quiropráctico Del Mes, Markson Management Services.	1988
Premio Quiropráctico Del Año, Markson Management Services	1992
Curso De Posgrado En Biomecánica Espinal Aplicada En El Aragona Spinal Biomechanic Engineering Laboratoriy, Inc.	1992

Premio Quiropráctico Del Año, Quest Management Systems	1993
Es Miembro Del Distinguido Consejo De Regentes Del S.C.S.C.	Desde 1993
Miembro De La Fundación Parker Chiropractic Resources.	
Presidente Y Coautor De "Spirit Of 76", S.C.S.C.	1996
Fundador De Clients Association For Chiropractic Education (C.A.C.E.)	1997
Obtiene La Licencia De Piloto Privado Para Aviones Monomotor Tierra	1998
Fundador Del Lessard Institute For Chiropractic Clients.	1998
Recibe El Premio Espíritu Del Sherman College Of Straight Vhiropractic.	1999
Obtiene La Licencia De Piloto Para Aviones Con Instrumentos	2000
Autor De "Chiropractic ... Amazing Isn't It?"	2003
Quiropráctico Del Año, S.C.S.C.	2006
Motion De Felicitations, Ville De Ste. Anne De Beaupre, Resoluciones 5553-09-06.	2006
Examinador Pulstar	2008
Traducción Al Francés De "Chiropractic ... Amazing Isn't It?"	2008
Traducción Al Español "Chiropractic ... Amazing Isn't It?"	2009
Autor del Libro "Quiropraxia No Es Asombrosa?"	2010
Auteur du Livre "La Chiropratique, Incroyable N'est-Ce Pas?"	2012
Autor Del Blue Book "A New Look at Chiropractic Basic Science"	2017
Autor Del Libro Azul "Una Nueva Mirada a la Ciencia Básica de la Quiropráctica"	2019

www.ingramcontent.com/pod-product-compliance
Lightning Source LLC
Chambersburg PA
CBHW021433180326
41458CB00001B/255